湖南社会科学普及
Hunan popularization of Social Science

湖南省社会科学普及读物出版资助项目

守护生命的宝典

——大学生应急救护指要

贺湖　李婷　凌云志 ◎ 编著

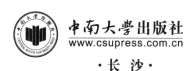

中南大学出版社
www.csupress.com.cn
·长 沙·

作者简介

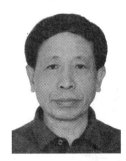

贺 湖 湘中幼儿师范高等专科学校教育管理专业教授，湖南师范大学、湖南科技大学、邵阳学院、长沙教育学院、邵阳市军转干部与公务员培训中心兼职教授，"国培计划"湖南首批专家，湖南教师培训首批培训师，国培计划优秀培训者，全国优秀教师。主要研究方向为教师教育、教育管理、心理教育等。历任中学班主任、教研组长、年级组长、团委书记、教导主任、工会主席、副校长、校长及新邵教师进修学校校长兼宏达高考复习学校校长、邵阳教育学院教育科学研究室主任等职；现任邵阳市人民政府教育督学、邵阳市教育行风纪检监督员，邵阳市级领导干部专家组成员。社会兼职：入选邵阳市高级职称评委库专家，入选湖南正高级职称与特级教师评审专家库专家、湖南安全教育与安全管理专家，湖南教育学会学校心理教育专业委员会副理事长，全国作文教学研究会常务理事，教师资格认定面试国家级考官，国培项目评审专家，中国教育学会安全教育与安全管理专业委员会会员等。主持省部级课题研究 7 项，多项教学科研成果工作荣获省一、二等奖、邵阳市科技进步奖、邵阳市优秀社会科学成果奖；出版著作 7 部，其中《校园安全 警钟长鸣》《阳光心态与教师幸福人生》等 4 部著作被列为湖南省中小学教师培训教材并被湖南省教育厅遴选为中小学校图书装备采购目录；在 CSSCI 来源期刊、全国科技核心期刊、全国中文核心期刊发表了学术论文；主持的工作获国奖、省奖共 200 余项。

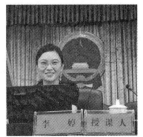

李 婷 李婷，教育学博士，法学硕士，湖南第一师范学院教师，湖南邵长律师事务所律师，湖南省首届教师培训师，国家高级家庭教育指导师。担任多家企事业单位、教育主管部门及学校的法律顾问。主要致力于学校法治建设研究，主持和参与省部级课题 7 项，著有《校园安全风险防范的理论与实践》一书，并利用专业优势为学校管理进行指导，为教师及学生权益维护提供法律援助。曾多次受邀至省内外开展依法治校专题讲座，深受欢迎。主讲的专题有"学生伤害事故的预防和处理""家长监护权及监护责任""儿童权益保护""校长依法治校的艺术""教师依法执教技巧""学校人事管理法律之道""中小学法治教育方法和途径""校园欺凌的应对和处理"等。

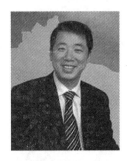

凌云志 男，1977 年生，湖南双峰人，衡阳师范学院法学院讲师，东北师范大学教育学博士研究生，华南师范大学教育科学学院高级访问学者，在《教师教育研究》《教育科学研究》《教育理论与实践》《湘潭大学学报》等核心期刊发表论文多篇，出版或参编《列国志》《教师职业道德养成》等多部专著。主要从事教师教育、教育信息化、师德等研究。曾获得湖南省普通高校教学能手、湖南省优秀培训专家、湖南省优秀培训者、衡阳师范学院师德标兵、教书育人先进典型、青年骨干教师等荣誉称号，入选湖南省首批教师培训师，兼任湖南省教育信息化专业委员会副理事长，中国教师研修网、全国继续教育网、奥鹏教育、中国教育电视台等多家国家级教师教育机构特聘教授或特聘专家。

本书编委会

主　任：王玉清　郭建国　谢景峰　曹才力　顾林生
　　　　张文国

副主任：李能华　曾广耀　吕永忠　曾宪高　李勤敏
　　　　刘光仁　杨宗斌　谢　源　曾小玲　周从山
　　　　刘芳艳　王　彦　李　洋　邓要中　黄　猛
　　　　向章宇　李传景　李定春　陈文中　孙　道

主要研究人员（以姓氏笔画为序）

　　　　尹平宝　刘治国　李　婷　吴　姿　何　莉
　　　　陈明华　杨曼萍　贺　湖　赵健军　凌云志
　　　　谭　婧　戴伦华

前　言

习近平总书记指出："一个没有发达的自然科学的国家不可能走在世界前列，一个没有繁荣的哲学社会科学的国家也不可能走在世界前列。"社会科学是人们认识世界、改造世界的重要工具，是推动历史发展和社会进步的重要力量。加强社会科学的宣传和普及，是弘扬科学精神、繁荣社会科学、提高公众社会科学文化素质、促进人与社会全面发展的客观需要。近年来，湖南社会科学普及工作不断深化，成效显著。通过建立社科普及基地、举办社科普及讲坛、开展咨询展览以及社科普及主题活动周、优秀社科普及读物创作与推荐、社科普及志愿者队伍建设等活动，在提升公众社会科学文化素质、推动科学发展方面发挥了积极的作用。

中国特色社会主义进入了新时代。一方面，我国社会主要矛盾已经转化为人民日益增长的美好生活需要和不平衡不充分的发展之间的矛盾。人们美好的生活需求日益广泛，极大地体现为人们在文化、精神领域有了更高的追求。另一方面，面对社会思想观念和价值取向日趋活跃、主流和非主流同时并存、社会思潮纷纭激荡的新形势，要巩固马克思主义在意识形态领域的指导地位，培育和践行社会主义核心价值观，巩固全党全国各族人民团结奋斗的共同思想基础，迫切需要哲学社会科学更好地发挥作用。在这个背景之下，迫切需要社会科学普及工作者自觉担负起历史使命和时代责任，充分运用"社会科学普及＋"思维，创新社会科学普及形式，在丰富人民群众精神文化生活的同时，对人民群众进行科学的教育、引导和疏导，培育和践行社会主义核心价值观，提高人民群众的人文社科素养。

面对新形势新任务，湖南省社会科学界联合会、湖南省社会科学普及宣传活动组委会办公室贯彻落实《湖南省社会科学普及条例》，开展湖南省社会科学普及读物出版资助项目，面向在湘工作的社会科学理论工作者和实际工作者征集优秀社会科学普及作品，对获得立项的优秀作品进行资助出版，并将其认定为湖南省社会科学成果评审委员会省级课题，以激发广大社会科学工作者创作社会科学普及作品的积极性，推出更多更好的优秀社会科学普及作品，把"大道理"变成"小故事"，把学术语言转换成群众语言，把"普通话"和"地方话"结合起来，真正让党的理论政策鲜活起来，让社会科学知识生动起来，让社会科学普及工作"成风化人、凝心聚力"，为实现中华民族伟大复兴的中国梦，建设富饶美丽幸福新湖南凝聚强大正能量。

湖南省社会科学界联合会

湖南省社会科学普及宣传活动组委会办公室

2019 年 5 月

序

亲爱的同学们：

由贺湖、李婷、凌云志编著的《守护生命的宝典——大学生应急救护指要》与大家正式见面了。这是一部关于应急救护、心理健康、性健康、国家安全等的科普读物，也是一本与其他文化课本同等重要的参考读本，希望同学们认真研读，悉心掌握。

近年来，自然灾害、灾难事故、公共卫生事件、社会安全事件等时有发生，许许多多的生命，包括年轻的生命遭到伤害甚至消失。此类事件，给家庭带来巨大的伤痛，给校园带来极大的负面影响，给社会造成极其恶劣的影响，给国家造成重大损失。拥有防灾避险的理念和常识，具有自救互救的技能和智慧，果断地、机智灵活地应对灾难，对避免伤亡是非常有利的。

《守护生命的宝典——大学生应急救护指要》就包含了面临灾难的急救常识与技能，掌握了本书中的常识与技能，可以使我们在突发灾难时临危不惧，果断采取科学的救护措施，保护自己，救助他人，化险为夷，转危为安。

这本社科读物内容丰富，贴近实际，颇接地气，重点介绍了遇到险情如何求救与报警，如何用科学简单的方法保护生命安全，还介绍了一些简单易学的避险逃生、自救互救的策略和方法,以及应急防护技巧,非常有利于传播应急理念、应急文化、应急知识和应急技能。希望这本书能成为同学们的珍贵读物,帮助同学们学会生存,防患于未然。

同学们,你们是家庭的希望、祖国的主人、民族的未来,希望你们在掌握自救方法、知识、技能之后,成为传播应急文化、应急知识的"老师""专家",经常向你的朋友、你未来的同事传播相关知识与技能,防范突发事件给社会带来的伤害,让我们携手并进,为有效化解和抵御各种灾难和风险,建设美丽湖南、人文湖南、富强湖南、幸福湖南做出贡献。

最后,我谨向为此书付出辛苦劳动的作者、编辑、出版发行部门的专家、学者表示衷心的感谢,向社科联、教育、卫生(中南大学湘雅医院、邵阳市疾控中心)、公安(交警、消防)、应急办、国家安全部门(株洲市国家安全局、邵阳市国家安全局)专家表示衷心的感谢!祝每一位同学及所有读者一生平安,生活幸福!

是为序。

蒋新苗

2019 年 5 月

(蒋新苗,法学二级教授,博士生导师,教育部长江学者特聘教授,湖南师范大学副校长,芙蓉学者特聘教授,国务院学科评议组成员,第五届全国十大杰出青年法学家,教育部高等学校法学学科教学指导委员会委员,"教育部新世纪优秀人才",百千万人才工程国家级人选,国家有突出贡献青年专家,国家社科基金学科规划评审组专家,中国国际私法学会副会长,中国法学会理事,中国国际经济法学学会理事)

目　录

第一章　应急救护 / 1

第一节　突发事件概述 / 1

第二节　求助报警常识 / 3

第三节　急救常识 / 8

第二章　自然灾害 / 33

第一节　地质灾害 / 33

第二节　海洋灾害 / 40

第三节　气象灾害 / 43

第四节　森林灾害 / 53

第三章　灾难事故 / 55

第一节　火灾事故 / 55

第二节　道路安全事故 / 61

第三节　中毒事件 / 77

第四节　踩踏事故 / 80

第五节　环境污染事件 / 82

第六节　危险化学品事故 / 84

第七节　爆炸事故 / 86

第八节　公共设施设备事故 / 88

第四章　公共卫生事件 / 92

第一节　食物中毒 / 92

第二节 传染病 / 96

第三节 人畜共患病 / 103

第四节 用药安全 / 106

第五章 社会安全事件 / 109

第一节 经济安全事件 / 109

第二节 群体性事件 / 121

第三节 运动伤害事故 / 126

第四节 实习与户外安全 / 137

第六章 心理健康 / 142

第一节 心理健康的含义及标准 / 142

第二节 大学生的主要心理问题 / 145

第三节 大学生心理问题的应对和预防 / 148

第七章 性安全 / 156

第一节 大学生的性健康 / 156

第二节 性传播疾病 / 161

第三节 性传播疾病的应对与预防 / 166

第四节 性侵害 / 170

第八章 网络与信息安全 / 177

第一节 网络与信息安全常识 / 177

第二节 网络系统安全 / 182

第三节 网络信息传播安全 / 188

第四节 网络诈骗 / 192

第九章 财物安全 / 196

第一节 非法校园贷的应对与预防 / 196

第二节 诈骗的应对与预防 / 198

第三节 盗窃的应对与预防 / 202

第四节 抢劫、抢夺的应对与预防 / 205

第十章　国家安全 / 209

第一节　危害国家安全的行为 / 209
第二节　危害国家安全事件的应对与预防 / 214
第三节　恐怖袭击的应对 / 218

附　录 / 222

附录一　配置应急包 / 222
附录二　遇险求生技能 / 224
附录三　大学生简易防卫术 / 227
附录四　常用安全标志 / 229

参考文献 / 231

后　记 / 234

第一章 | 应急救护

第一节 突发事件概述

现实生活中，人们常常会在医院以外的地方遇到突发危重急症或者受到意外伤害。如果自身能具备良好的救护技能，在事发现场对伤病员实施及时有效地救护，往往可以达到挽救生命、减少残疾的目的。应急救护的基本原则是在现场采取积极的措施保护伤病员的生命，减轻伤病，减少痛苦。同时，根据伤病情况，迅速联系医疗部门救治。急救成功的条件是动作快，操作正确。任何拖拉和错误措施都可能使伤病员的伤病情加重甚至死亡。

一、突发事件的含义

大学生应急的主要对象就是各类突发事件。突发事件是指突然发生，造成或者可能造成严重危害，需要采取应急处置措施予以应对的自然灾害、灾难事故、公共卫生事件和社会安全事件。

二、突发事件的分级

突发事件依据其可能造成的危害程度、波及范围、影响大小、人员及财产损失情况等，分为一般（Ⅳ级）、较大（Ⅲ级）、重大（Ⅱ级）和特别重大（Ⅰ级）4级。社会安全事件不分级。根据突发事件的危害性及紧急程度，对事件的预警一般也分为4级。

应对要点

预警级别标示：

(1)蓝色预警，可能发生一般(Ⅳ级)突发事件。

(2)黄色预警，可能发生较大(Ⅲ级)突发事件。

(3)橙色预警，可能发生重大(Ⅱ级)突发事件。

(4)红色预警，可能发生特别重大(Ⅰ级)突发事件。

第二节 求助报警常识

一、求助报警

使用任何电话拨打110(公安)、119(火警)、120(急救)、122(交警)等报警、求救电话,均免收电话费。任何投币、磁卡电话机,在无币和无磁卡的情况下,均可直接拨打110、119、120、122等报警、求救电话,手机在欠费状态下也可拨打110、119、120、122等报警、求救电话。

(一)110报警电话

发生危及公共安全与个人人身、财产安全的突发事件时,及时报警是每个社会成员应尽的义务。

有危难就拨打110。公安机关110、119、122报警服务电话已实行"三台合一",发现治安、刑事案件,发生火灾、交通事故,以及水、电、气、热等公共设施出现危及人身、财产安全的重大险情时,都可拨打110;发现有人溺水、坠楼、自杀、走失以及个人安全处于危险状态时,也可拨打110。"110"与各职能部门已建立联动机制,对各种险情都能提供救助。

应对要点

(1)及时报警。发生险情,应立即报警。若情况危急,无法立即报警,应在脱险后第一时间报警。报警时应讲清险情发生的时间、地点。若地形、地貌复杂,应告知周围标识比较明显的建筑物、公交站台名称、门牌号或明显的地貌特征等。

(2)说明险情。应简要说明出险的原因及需要提供何种帮助。

(3)留下姓名,保护现场。报警人应留下自己的姓名、联系方式等。报警后,应注意保护现场,以利于警方收集线索。

(4)迎候指引。了解救援人员到达的大致时间,提前到附近标识比较明显的地点,如路口或巷口,等候并指引救援人员。

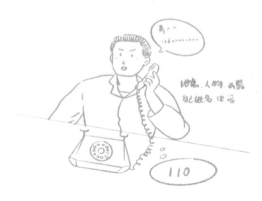

拨打 110 报警

（二）119 火警电话

发现火灾，立即拨打 119。除火灾外，"119"还参加其他事故灾害的抢险救援工作，如地震、洪灾、泥石流、空难、建筑物倒塌、危险化学品泄漏，以及群众在生活中遭遇的其他险情。

应对要点

（1）及时报警，说明火因。拨打 119 火警电话时，应特别说明起火原因，如电路起火、煤气起火、汽油起火或其他原因，以利于消防人员携带相应的灭火装备与物资。

（2）留下姓名与联系方式。

（3）讲清具体地点。

（4）迎候指引。

（三）120 医疗急救电话

120 是医疗急救电话。当身边有人突发疾病或受到意外伤害时，应及时拨打 120。

应对要点

（1）及时报警，说清病情。应说明患者的年龄、性别、发病时间和典型症状，如胸痛、意识不清、呕血、呕吐不止、呼吸困难等。若是意外伤害，应说明受伤原因，如骨折、触电、溺水、火灾、中毒等，并清楚描述伤者的伤势。

（2）留下姓名与联系方式。

（3）讲清地点。

（4）迎候指引。

（四）122 交通事故报警电话

发生交通事故或交通纠纷时，情节轻微，可自行友好协商解决，然后迅速撤离现场；若需报警，可拨打 122 或 110 报警电话。高速公路交通事故的报警电话为 12122。

应对要点

（1）及时报警。

（2）讲清具体地点。

（3）说明险情。应简要报告事故原因与人员伤亡、车辆伤损情况。

（4）留下姓名与联系方式。

（5）保护现场。交通事故发生后，肇事者和周围群众应尽可能保护现场原貌，以利于事故处理时民警收集物证，判断事故性质。同时，应注意尽可能不妨碍交通秩序。因妨碍交通不得不变动现场的，应先标明事故现场位置，或用手机、照相机拍下事故现场位置，再将车辆移至不妨碍交通的地点。

（6）警示标志。发生交通事故，应在车辆后面合适的位置放置警示标志，以免造成二次事故。

（7）记下车牌。若肇事车辆逃逸，应记下该车的车牌号、车型、颜色等主要特征。

（五）其他常用救助电话

公安短信报警：12110　　　　　中国工商银行：95588
水上求救专用：12395　　　　　中国农业银行：95599
天气预报：12121　　　　　　　中国邮政银行：95580
报时服务：12117　　　　　　　长沙银行：96511
森林火警：95119　　　　　　　招商银行：95555
红十字会急救台：999　　　　　中信银行：95558
电力维修服务：95598　　　　　民生银行：95568
消费者申诉举报：12315　　　　光大银行：95595
价格监督举报：12358　　　　　交通银行：95559
质量监督投诉：12365　　　　　广发银行：95508
环保监督投诉：12369　　　　　浦发银行：95528
国家安全举报：12339　　　　　平安银行：95511
供电局：95598　　　　　　　　华夏银行：95577
中国银行：95566　　　　　　　兴业银行：95561
中国建行银行：95533

二、遇险求救的方法

（1）微信求救。

（2）短信求救。当不便使用电话以通话方式报警时，可通过手机短信的方式报警求助。我国一些地方公安机关已开通短信报警功能。

（3）声响求救。可通过喊叫，吹哨子，敲击盆、桶或其他物品的方式发出求救信号。喊叫时应注意停顿、休息，以保存体力。

（4）光线求救。可用灯光、手电筒照射发光亮，或用镜子反射灯光、阳光等发出光亮，一般3次为一组，停顿片刻，再重复进行。

（5）抛物求救。在高处遇到危险时，可向下抛掷字条、枕头、书本、空塑料瓶等，以引起他人注意。但不能抛掷笨重物品及玻璃制品等，以免伤人。

（6）烟火求救。在野外遇到危险时，白天可燃烧树枝、树叶、动物粪便等发出烟雾；晚上可燃烧干柴等发出明亮的火光，以向外界发出求救信号。此外，轮胎、弹簧垫、橡胶封盖、动物脂肪、油、泥炭等都可作替代燃料。在野外用烟火求救时，一定要采取切实措施，防止引发火灾。

(7)摆字求救。可用石块、树枝、衣物、帐篷等物品，在空地上摆出"SOS"或其他求救字样。字母要尽可能大一些，字母长度超过 6 米，更便于空中搜救人员识别。

(8)旗语求救。将旗子或鲜艳的布料系在木棒上，持棒做"∞"形运动，左侧长画，右侧短画。

第三节　急救常识

一、休克

　　休克是一种威胁患者生命的危急病症，必须争分夺秒进行抢救。在医生尚未赶到现场或患者未送到医院之前，可按如下方法进行抢救。

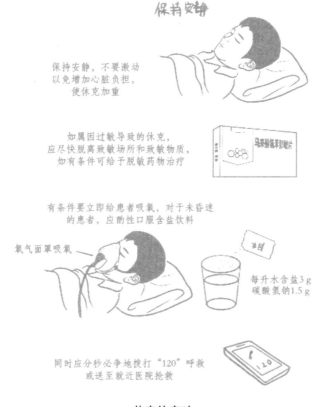

保持安静

保持安静，不要激动
以免增加心脏负担，
使休克加重

如属因过敏导致的休克，
应尽快脱离致敏场所和致敏物质，
如有条件可给予脱敏药物治疗

马来酸氯苯那敏片

有条件要立即给患者吸氧，对于未昏迷
的患者，应酌性口服含盐饮料

氧气面罩吸氧

每升水含盐3 g
碳酸氢钠1.5 g

同时应分秒必争地拨打"120"呼救
或送至就近医院抢救

休克的应对

　　(1)尽可能避免搬动患者，让患者平卧，撤去枕头，使下肢略抬高，松解衣领、胸罩、腰带，注意保温。如果患者有哮喘、呼吸困难，可稍抬高床头，保持其呼吸道通畅。因患者意识丧失，应将患者下颌抬起，以防舌后坠而堵塞气道，同时使头偏向一侧。若患者有假牙，应予摘下。

（2）抬起下颌的具体方法：先找到耳朵下方的一块骨头，这是下颌骨的一部分，解剖学上称为"下颌骨垂直支"。用左右示指分别将左右下颌骨垂直往上顶起，使下颌骨向上抬。如果看到上下齿并齐，甚至下齿高出上齿，表示下颌已上托，此时舌根也必然跟着向上向前，就不会堵塞气道了。

（3）如果患者有意识（休克患者早期意识是淡漠朦胧的），可喝少量淡盐水或淡盐糖水，但不要让患者进食，以免阻塞气道及影响到医院后的麻醉及治疗。

（4）可针刺患者人中、十宣、内关、足三里等穴位。在做上述处理的同时应尽快将患者送往医院抢救。

应对要点

（1）保持呼吸道通畅。休克患者必须保持呼吸道通畅，应将其颈部稍垫高、下颌托起，使头部后仰。同时，将患者的头部偏向一侧，以防呕吐物吸入呼吸道。

（2）采取合适的体位。休克患者首先应取平卧位。如患者呼吸困难，可先将头部和躯干抬高一点，以利于呼吸；双下肢略抬高，以利于静脉血回流。

二、晕厥

（一）晕厥的急救

（1）将患者迅速平移到沙发或床上。在平行移动过程中要注意使患者始终保持平卧姿势，且头位不宜高过心脏位，千万不能因搬动而使患者坐立或站立，以免使其大脑进一步缺氧缺血。如果平移患者不能在半分钟内完成，则宜在原地急救。患者宜采取右侧卧位，头部偏向一侧，这样可以防止呕吐物被误吸入气管引起窒息，也方便进行心脏对应的上背部按揉。若在野外，应直接将患者置于右侧卧位。有条件时，患者的卧姿最好取头低脚高位。

（2）观察患者的面部表情和触摸颈部大动脉，做出病因判断，并施以对症的按揉。

（二）施救手法

（1）若患者面部有异，如口嘴歪斜、唇发绀、两眼翻白、口吐白沫、肌肉抽搐等，应即刻触摸患者的颈部大动脉，若大动脉尚未停止跳动，则可以排除心源性晕厥的可能。首先，按揉头部原始点。施救者把示指弯曲起来，以拇指紧扣示指，以示指的第二指关节骨作为工具，先按揉耳后原始点（其位置在耳垂后方，乳突与下颌角之间的凹陷处）；再以示指的第二指关节或肘关节弯曲时的骨端作为工具，按揉枕骨下沿原始点（注意：枕骨与颈椎交叉处不能按），每个点各按揉9下，力度适中，左右两边依次按揉。患者一旦苏醒过来，就立即停止按揉。然后，以肘关节弯曲时的骨端或示指的第二指关节骨作为工具，以先左后右的顺序按揉患者的上背部原始点（位置为离脊柱旁一指远的地方），以增强供血供氧功能、促使患者苏醒。

（2）若患者面部无变异，颈部大动脉尚未停止跳动，则为一般性心脏疾病，首先按揉与心脏相对的上背部原始点，先左后右，每个点各按揉9~15下，共1~2分钟，然后按揉头部原始点。

（3）不管患者面部器官是否有变异，若晕厥中患者颈部大动脉停止跳动，则为心脏骤停，应当机立断以先左后右的顺序首先按揉上背部原始点，再按头部原始点；如果按揉后仍未出现颈部大动脉跳动，则要辅以人工呼吸以复苏心肺。应让患者仰卧，背部卧处宜硬不易软，施救者双手交叉握紧，手的根部按在患者的胸部（两侧乳头连线与胸骨的交叉点为按压点，按压深度为5~6厘米，按压频率为100~120次/分钟，医学上称为胸外心脏按压术），有规律地按压30次后，打开患者呼吸道，一只手紧紧捏住患者的鼻子，深吸一口气，慢慢地向患者口内用力吹气至观察到患者胸部上下起伏，连续做4次。若仍不苏醒，则应继续实施人工呼吸和胸外心脏按压，两者需交替进行，医学上也称徒手心肺复苏术。施救速度要快，抢救生命的黄金时间就在心脏骤停的4至6分钟，若超过5分钟再进行急救，患者的生命就很难挽救。因此，徒手心肺复苏术是任何心脏骤停、呼吸停止现场急救的措施。

（4）发生晕厥的患者，若能从现场的人或患者亲属处得知患者属心脏疾病发生晕厥的应

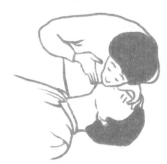

口对口人工呼吸

立即先按揉上背部原始点，先左后右，再按揉头部。其他疾病引起的晕厥患者，如低血糖、癔症、癫痫病、颈动脉窦过敏等，则应先按揉头部原始点，再按揉胸椎部原始点。若是癫痫病，最好先在患者口中塞一条毛巾，以免患者咬伤自己的舌头，然后按揉患者的头部原始点。

以上按揉过程中，只要观察到患者恢复了意识，就可停止按揉。以上处理方法，不会给患者带来任何后遗症，而且见效快。

(三)患者苏醒后的处理

(1)保持卧姿。不要立即让患者起身坐着或是站立，以免晕厥再次发生。

(2)注意保暖。在地板上抢救的，应尽快将患者平移到沙发或床上(在移动中使患者保持平卧姿势，头位不宜高过心脏位)。值得注意的是，患者在苏醒后绝对不能吹自然冷风、风扇或空调冷风，因为寒气很容易入侵，而晕厥的发生大多是因为生命能量不够。温度低的季节，可以用空调或电暖气调高室内温度，以呼吸不觉得冷、温暖舒服为宜。有条件的，立即用电热毯、热水袋、暖宝宝等温敷被按揉处或全身，则更有利于患者迅速恢复。

晕厥若得不到及时救助，具有致残甚至致死的危险；若经常发生，即使得到及时救助，即使每次晕厥时间不长，长此以往，脑组织也会受到很大损害。因此，日常预防是尤为重要的。

预防要点

经常晕厥者最好在口袋或手提袋中备一张简易"病历卡"及急救流程和注意事项，以方便施救者以最快的速度选择最对症的急救方法。同时，还可准备一小包姜粉或胡椒粉，供晕厥苏醒后，补充内热源使用。

三、药物过敏的急救

(1)立即停药，就地抢救。使患者平卧，给以氧气吸入并注意保暖，针刺人中。

(2)给予抗过敏药物，立即皮下注射0.1%盐酸肾上腺素0.5～1.0 mL，小儿酌减。如症状不缓解，可每隔20～30分钟皮下或静脉注射0.5 mL 0.1%盐酸肾上腺素，直至脱离危险。

（3）纠正缺氧，改善呼吸，给予氧气吸入。当呼吸受抑制时，可肌内注射尼可刹米、洛贝林、苯甲酸钠卡啡因等呼吸兴奋药。如果出现呼吸停止，应立即进行口对口人工呼吸，并准备插入气管导管控制呼吸或借助人工呼吸机被动呼吸。

（4）密切观察，详细记录。密切观察患者体温、脉搏、呼吸、血压、尿量及其他临床变化。对病情动态做好护理记录。若患者未脱离危险期，则不宜搬动。

四、咯血

咯血是指咽喉部以下的呼吸器官（气管、支气管或肺组织）出血，并经咳嗽动作从口腔排出的过程。咯血不仅可由呼吸系统疾病引起，也可由循环系统、外伤以及其他系统疾病或全身性因素引起。

应对要点

（1）少量咯血：24小时内咯血量在100 mL以内。保持绝对安静，不需特殊治疗，卧床休息，注意观察病情。

（2）中量咯血：24小时的咯血量为100～600 mL。细心观察，安慰患者，让患者取侧卧位，床脚抬高。心血管疾病引起者取半坐卧位，保持呼吸道通畅，使积血容易咯出。

（3）大量咯血：一次性咯血超过500 mL或24小时咯血超过600 mL。应让患者保持卧床休息，尽量避免血液流向健侧肺，若不能明确出血部位，可暂时取平卧位。对精神紧张恐惧不安者，必要时可用少量镇静药。

（4）剧烈咳嗽的患者，可适当给予镇咳药。禁用吗啡，以免过度抑制咳嗽，使血液及分泌物淤积于气道，引起窒息。咯血的急救原则主要是止血，保持呼吸道通畅，同时针对病因进行治疗。

（一）咯血窒息的急救

（1）体位引流。立即使患者取头低脚高45°的俯卧位，用手轻拍患者的背部，鼓励咳嗽，促进积血的排出。

（2）清除积血。用纱布将口咽鼻内积血清除，并立即将舌头拉出。

（3）紧急气管插管。将有侧孔的吸痰管迅速插入气管内，边退边吸。

（4）高浓度吸氧。气道阻塞解除后，立即大量吸氧，氧气流量宜取4～6 L/min，同时给予呼吸兴奋药,以迅速改善组织缺氧状况。

(5)避免刺激。保持病室安静,嘱咐患者避免饮用刺激性饮料,如浓茶或咖啡等。抢救的同时应酌情给予止血药物,并密切观察病情变化,防止再次咯血。

(二)咯血的护理重点

(1)严密观察病情。对大中量咯血者,应定时测量生命体征。对大咯血伴休克的患者应注意保暖。对有高热的患者,可在其胸部或头部置冰袋,以有利于降温止血。观察有无咯血窒息的表现。观察治疗效果,特别是药物不良反应,根据病情及时调整药液滴数。观察有无并发症的表现。

(2)防止窒息。做好抢救窒息的准备,注意患者是否有咯血窒息的前驱症状。保持正确的引流体位,护理时尽量少翻动患者,鼓励患者轻微咳嗽,将淤血咳出,以免滞留于呼吸道内。进行吸引时避免用力过猛,应适当转动导管。若吸引过程中导管阻塞,应迅速抽出导管,即可带出导管顶端吸住的血凝块。为防止患者大便时过于用力,加重咯血,应保持大便通畅。窒息复苏后应加强护理和观察,防止再窒息和发生并发症。

(3)饮食。以流质饮食为主,若大量咯血应绝对禁食。

(4)心理护理。精神紧张、恐惧不安会加重出血,增加咯血窒息的危险。因此应细心观察患者的情绪,及时做好患者的解释和安慰工作,关心患者的各种需求,取得患者的信任,使患者保持安静并主动配合治疗。

五、高热

(一)高热的急救

高热在临床上属于危重症范畴。

应对要点

(1)保持患者呼吸道通畅。

(2)降温。分物理降温和药物降温。物理降温适用于高热而循环良好的患者。应遵循热者冷降、冷者温降的原则。具体方法有在前额置冰袋,在腋下及腹股沟冷敷,用温水、冰水或酒精擦浴,给冷饮料,用冰水灌肠等。药物降温的常用药物有吲哚美辛、异丙嗪、哌替啶、氯丙嗪、激素(如地塞米松)

等，降温过程中要严密观察病情变化。

(3)病因治疗。针对发热的病因采取相应治疗。

(4)支持治疗。注意补充营养和水分，保持水、电解质平衡，保护心、脑、肾功能及防治并发症。

(5)对症处理。如出现惊厥、颅内压增高等症状，应及时处理。

(二)高热的护理重点

(1)一般护理。将患者置于安静、舒适、通风的环境。

(2)皮肤护理。及时更换衣裤和被褥，注意皮肤清洁卫生和床单干燥、舒适。

(3)饮食。以清淡为宜，给细软、易消化、高热量、富含维生素、高蛋白、低脂肪饮食，鼓励患者多饮水。

(4)临床观察。严密观察患者生命体征、神志变化；观察末梢循环情况；高热惊厥的护理，注意保护、防止坠床和碰伤，床旁备开口器与拉舌钳，防止舌咬破，及时吸除鼻咽腔分泌物，保持呼吸道通畅。

(5)药物观察。应用激素时，注意有无恶心、呕吐、心律失常、电解质紊乱。应用吲哚美辛时，常见不良反应有：胃肠道反应(如恶心、呕吐、腹痛、腹泻)、中枢神经系统反应(如头痛、眩晕)。

(6)症状、过敏反应观察。在使用由哌替啶、氯丙嗪、异丙嗪组成的冬眠合剂时，应注意观察有无呼吸抑制、血压下降、休克等情况。

(7)预见性观察。观察有无伴随症状，如寒战、大汗、咳嗽、呕吐、腹泻、出疹或出血等。另外，还要观察有无颅内压增高、惊厥等。

六、烧伤

烧伤是高温的固体、液体、气体以及火焰导致的软组织的损伤，根据伤情评估，可以分为Ⅰ度烧伤、浅Ⅱ度烧伤、深Ⅱ度烧伤和Ⅲ度烧伤。由于伴有皮肤破损，所有的烧伤和烫伤都会有感染的危险。仅引起浅表皮肤发红，直径小于3厘米的烧伤属于小灼伤，在家治疗即可。任何较深的烧伤，或面积较大的烧伤都需要到医院进行医疗救治，因为伤口处有大量渗出液就会有休克的危险。

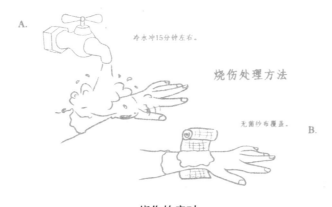

A.

冷水冲15分钟左右。

烧伤处理方法

无菌纱布覆盖。

B.

烧伤的应对

应对要点

1. 轻度烧伤

(1)将烧伤部位放在水龙头下，用持续流出的冷水清洗 10 分钟，或者直到疼痛减轻为止。

(2)在烧伤部位外涂烧伤膏，然后覆上干净的纱布，保护创面。

2. 重度烧伤

(1)用冷水为烧伤患者降温至少 10 分钟。但不能把其身体完全浸入冷水中，这样会导致体温过低。

(2)在冷却伤口的同时，把伤口周围的衣服移开，如果有必要，就把衣服剪掉。不要除去粘在伤口上的任何东西，不要触摸或弄破水疱。

(3)沿着受伤部位覆盖一层薄膜(因为伤口会肿胀，所以不要对肢体进行包扎)，如果是脚或手烧伤，可套一个塑料袋。如果两样都没有，就用一个干净、无绒毛的敷料(比如枕套)盖住伤口，使其免受感染。确保伤者身体暖和防止体温过低。

(4)如衣服着火，要立即在地上翻滚，这样可以把身上的火扑灭。也可以用不易燃的衣服或毯子把身体裹起来，来帮助熄灭火焰。不要在惊慌中乱跑，因为跑动会让火焰燃烧得更旺。

七、烫伤

烫伤是由无火焰的高温液体(沸水、热油、钢水)、高温固体(烧热的金属等)或者高温蒸汽等导致的组织损伤。对烫伤的治疗，目的是缓解疼痛，预防感染、毁容或变形。

(一)烫伤的急救

(1)立即把烫伤的皮肤浸泡在冷水中至少20分钟。因为除了能够缓解疼痛外，冷水还能够降低皮肤温度，减少皮肤损伤。如果伤在脸上，可以用冷水浸泡过的毛巾敷脸，或用冷水冲洗脸颊。

(2)不要用冰冷敷伤口，冰会加重组织的损伤。也不要在伤处抹油、油膏或粉末。

(3)脱掉衣服。如果衣服浸透了热水应迅速脱掉，但脱衣服时应避免碰到受伤部位，必要的话可以把衣服剪开。

(4)评估烫伤的严重程度。如果只是发红，没有水疱，就把受伤部分浸泡在水中，时间尽可能长些。受伤部位不要覆盖衣物，以便观察其情况变化。

应对要点

(1)清洗。用温水清洗被烫伤的皮肤，然后用干净的毛巾吸干，水流能除去细菌和死去的皮肤组织。

(2)涂抹烫伤药膏。抹一层处方药膏(硝酸银软膏和硫胺类抗生素)，以促进伤口愈合，防止感染。

(3)覆盖伤口。在医生的指导下决定是否用没有黏性的纱布盖住伤口，用绷带包扎。

(4)拉伸。如果伤处位于会弯曲的地方，例如手掌或手指的关节，每天至少要拉伸10次，每次1分钟，以防缩短变形。

(5)清除伤口。为了最大程度减少感染，医生需要在愈合的过程中做几次清除，把已经烫伤的组织除去。不要刺破水疱，除非医生建议这样做。

(二)烫伤要去医院的情况

如果有以下情况,请立即去医院就诊:

(1)Ⅱ/Ⅲ度烫伤;

(2)电击引起的烧烫伤;

(3)受伤者是婴儿;

(4)虽然范围很小,但烫伤影响到所有的皮肤层(深度)。

八、强酸、强碱伤害

(一)强酸、强碱烧伤

1.强酸烧伤

常见的强酸有硫酸、盐酸、王水(砂酸和硫酸的混合液),一般会因其浓度、溶液量以及皮肤接触面积不同而造成轻重不同的烧伤。

应对要点

(1)立即用大量温水或清水反复冲洗伤者皮肤上的强酸。冲洗得越早、越干净、越彻底越好,哪怕仅残留一点也会使烧伤越来越严重。不要顾虑冲洗时加重疼痛,要鼓励伤者忍耐疼痛,直到冲洗干净为止。切忌不经冲洗,急急忙忙将伤者送往医院。

(2)用水冲洗干净后,再用清洁纱布轻轻覆盖创面,送往医院处理。

2.强碱烧伤

常见的强碱有氢氧化钠(苛性钠)、石灰水等。强碱对人体皮肤组织的损害比强酸更严重,因为强碱可渗透皮肤深层组织,使组织蛋白发生溶解。

应对要点

(1)立即用大量清水反复冲洗至少20分钟。碱性化学烧伤可用食醋来清洗,以中和皮肤上的碱液。

(2)若被生石灰烧伤,应先用干的手绢、毛巾揩净皮肤上的生石灰颗粒,再用大量清水冲洗。切忌先用水洗,因为生石灰遇水会发生化学反应,产生大量热量,灼伤皮肤。皮肤化学性烧伤急救要点为立即用大量清水反复冲洗,忌不加处理急急忙忙将伤者送往医院。

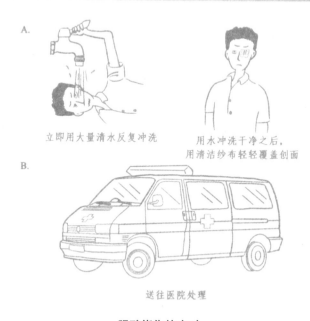

A. 立即用大量清水反复冲洗　用水冲洗干净之后,用清洁纱布轻轻覆盖创面

B. 送往医院处理

强酸烧伤的应对

(二)强酸、强碱中毒

1.强酸中毒

急性强酸类中毒是指硫酸、盐酸、硝酸等经呼吸道、皮肤或消化道进入人体,引起局部烧伤及全身中毒。中毒表现为急性吸入性中毒可出现呛咳、胸闷、流泪、呼吸困难、发绀、咳血性泡沫痰、肺水肿、喉头痉挛或水肿、休克、昏迷等。皮肤及眼烧伤部位呈灰白、黄褐或棕黑色,四周皮肤发红,界限分明,局部剧痛,面积大者可发生休克;眼烧伤可见角膜混浊,甚至穿孔以至失明。

2.强碱中毒

急性强碱类中毒是指氢氧化钠、氢氧化钾、氧化钾、碳酸钾等经皮肤或消化道进入人体,引起局部烧伤及全身中毒。中毒表现为皮肤烧伤可见皮肤充血、水肿、糜烂。开始为白色,后变为红或棕色并形成溃疡,局部伴有剧痛。眼烧伤可引起严重的角膜损伤以至失明。

应对要点

（1）对于强酸、强碱吸入性中毒，应立即将中毒者转移至空气流通处。救护者应注重自我保护，如戴口罩、手套、穿靴子或戴脚套等。

（2）强酸所致的皮肤及眼烧伤要立即用大量清水彻底冲洗创面及眼内至少 20 分钟。

（3）待脱去因强酸污染的衣服后，再用清水或 40% 碳酸氢钠溶液冲洗与湿敷。

（4）眼内彻底冲洗后，可应用氢化可的松或氯霉素眼药膏或眼药水点眼，并包扎双眼。强碱所致皮肤及眼烧伤应立即用大量清水彻底冲洗创面及眼内，直到皂样物质消失为止。皮肤创面彻底冲洗后，可用食醋或 2% 醋酸冲洗或湿敷，然后包扎。

（5）进行救援工作时，必须使用防护工具，防止抢救过程中发生二次伤害。对窒息人员要采取人工呼吸等现场急救措施。对于局部烧伤伤口，应早做清创处理，但不宜包扎，以免腐烂和感染。切忌不进行任何处理，慌张送入医院。若伤者情况较严重，应立即拨打 120 联系当地医疗机构进行救治。

九、癫痫

一般情况下，癫痫病大发作时，患者常常会抽搐、口吐白沫，救护者应在癫痫病患者口中放木棍等物体，预防其咬住舌头引起窒息。在患者发作时，一定要将患者周围尖利的东西（比如玻璃、家具），以及能够危害到患者的危险物品移开，以防患者磕碰伤。

癫痫发作的症状：

（1）大发作。患者突发意识丧失、跌倒，有时大叫一声，呼吸暂停、口吐白沫、全身强直性抽搐、唇舌咬破、大小便失禁，一般持续 5～10 分钟后恢复正常。

（2）小发作。①失神小发作。突然两眼凝视或上翻，愣神，活动、语言中断，持物掉地，呼之不应，持续时间为数十秒钟。②肌阵挛小发作。通常表现为面部、上肢、颈部、躯干发生短促（1～2 秒）的肌阵挛抽搐。

（3）局限性发作。一侧口角、眼睑、手指、足趾或面部及肢体末端短暂性抽搐或麻木刺痛。抽搐有时可由手指至上肢扩展到对侧。

1.癫痫大发作开始，应立即扶患者侧卧，防止摔倒、磕伤。

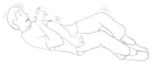

2.然后解开其胸罩、领带、腰带、衣扣，保持呼吸道通畅。

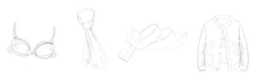

3.将头歪向一侧，使唾液和呕吐物尽量流出口外，以免回流至呼吸道引起窒息。

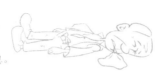

4.如果有假牙，取下假牙，以免误吸入呼吸道。

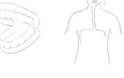

癫痫的应对

(4)精神运动性发作。类似失神小发作，但持续时间大多在 1 分钟以上。或出现多种幻觉、错觉、无意识的动作，如吸吮、咀嚼、咂嘴、脱衣、解纽扣等。

应对要点

(1)如果发病的人能控制自己的呼吸，就不用往他们的嘴里放入任何东西。

(2)如果是在户外发作的，应让患者安静地躺在地上，千万不要强行将患者按住，这样往往会对患者造成伤害，引起骨折。

(3)癫痫病发作时应解开患者的衣领和裤带，使其呼吸通畅。为防止患者吐出的唾液或呕吐物吸入气管引起窒息，救护者应始终守护在患者身旁，随时擦去患者的呕吐物。

十、触电

触电急救是指因触电而致人呼吸、心跳停止时采取的现场抢救措施。一般采取心肺复苏法。

(一)触电的急救

触电急救最为重要的就是迅速让触电者脱离电源。在此期间，救护者既要救人，也要保护自己，在触电者未脱离电源前，严禁直接用手触及触电者。

(1)触电者触及低压带电设备时，救护者应设法迅速切断电源，如断开电源开关或电闸、拔出电源插头等，或使用绝缘工具、干燥的木棒等不导电的物品解脱附着在触电者身上的电源，或救护者戴绝缘手套，站在绝缘垫、干木板上施救。总之，必须先将救护者自身处于绝缘后方可救人，切不可触及金属物体时救人或直接触及触电者的身体裸露部分；如果电流通过触电者导入大地或触电者紧握电线，可设法用干木板塞到触电者身下，使触电者与大地隔离，也可用带干木把的斧子或绝缘良好的钳子将电线切断，切断电线时要一根一根地剪断，并尽可能站在绝缘物或干木板上操作。

(2)触电者触及高压带电设备时，救护者应迅速切断电源，或用适合该电压等级的绝缘工具(绝缘手套、绝缘靴、绝缘棒等)解脱触电者，救护者在抢救中应注意保持自身与周围带电部分的安全距离。

(3)触电发生在架空线路上，且能够迅速切断线路电源时，应首先迅速切断线路电源，然后抢救触电者。如无法立即切断线路电源，属于低压线路的，救护者可以迅速登杆，系好安全带，然后用绝缘物体使触电者脱离电源；或者抛挂足够截面、长度适当的金属短路线使电源开关跳闸。抛挂前，应将短路线一端固定在接地点上，另一端系重物。抛掷时要注意防止电弧伤人或断线危及人员安全，无论是低压线路还是高压线路，救护者在使触电者脱离电源时要注意防止发生高处坠落和再次触及其他有电线路。

(4)触电者触及的是断落在地上的高压带电导线，且尚无法确认导线是否已经停电时，救护者在未做好安全措施前，不能接近断线点周围8~10米的区域，以防跨步电压伤人。救治者应先穿好绝缘靴或双脚并拢跳跃地接近触电者。触电者脱离带电导线后，救护者应迅速将其带至8~10米以外开始急救。只有在确认线路已经停电后，方可在触电者脱离导线后立即就地实施急救。

(二)触电者脱离电源后的处理

(1)如触电者神志清醒,应使其就地躺平,严密观察,暂时不能站立或走动。

(2)如触电者神志不清,应使其就地仰面躺平,确保气道通畅,呼叫触电者或轻拍其肩部,判定触电者是否意识丧失。禁止摇动触电者头部呼叫。

(3)如触电者意识丧失,应马上根据其呼吸及心跳情况采取急救措施。

应对要点

(1)查看有无心跳的方法主要是查看触电者的胸部、腹部有无起伏动作;用耳贴在触电者的口鼻处,听有无呼气声音;试测口鼻处有无呼气气流,再用两手指轻试一侧(左或右)喉结旁凹陷处的颈动脉有无搏动。

(2)如果通过看、听、试后,发现触电者既无呼吸又无颈动脉搏动,可判定呼吸心跳停止,应立即实施心肺复苏法抢救。

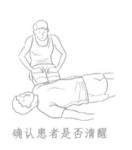
确认患者是否清醒

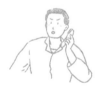
打电话给120

进行心外按摩

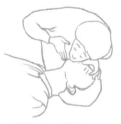
进行人工呼吸

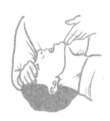
畅通呼吸道

触电的应对

（三）心肺复苏

触电者呼吸和心跳均停止时，应立即按心肺复苏法的三项基本措施，正确地进行就地抢救。

1. 通畅气道

若触电者呼吸停止，重要的是始终确保气道畅通。如发现触电者口内有异物，可将其身体和头部同时侧转，迅速用一个手指或两个手指交叉从口角处插入，挖出异物，操作时要注意防止将异物推到咽喉深部。

通畅气道时可用一只手放在触电者前额，另一只手的手指将其下颌骨向上抬起，两手协同将其头部推向后仰，使其舌根随之抬起。有假牙者，应取出假牙。严禁用枕头或其他物品垫在触电者头下，这样头部抬高前倾，会加重气道阻塞，并且会使胸外按压时流向脑部的血流减少，甚至消失。

2. 口对口（鼻）人工呼吸

在保持触电者气道通畅的同时，救护者应用手指捏住触电者的鼻翼，救护者深吸气后，与伤者口对口紧合，在不漏气的情况下，先连续大口吹气 2 次，每次 1～1.5 秒。如 2 次吹气后试测颈动脉仍无搏动，可判断其心跳已经停止，需立即同时进行心脏胸外按压。

除开始时大口吹气 2 次以外，正常口对口（鼻）人工呼吸的吹气量无须过大，以免引起胃膨胀。吹气和放松时应注意触电者胸部是否有起伏的呼吸动作。吹气时如有较大阻力，可能是头部后仰不够，应及时纠正。

触电者如牙关紧闭，可口对鼻进行人工呼吸，口对鼻人工呼吸吹气时，要将伤者嘴唇紧闭，防止漏气。

3. 心脏胸外按压（人工循环）

为保证心脏胸外按压效果显著，首先选择正确的按压位置：右手示指和中指沿触电者右侧肋弓下缘向上，找到肋骨和胸骨接合处的中点；两手指并齐，中指放在切迹中点（剑突底部），示指平放在胸骨下部；同时，另一只手的手掌根置于第一只手上。

让触电者仰面躺在平硬的地方，救护者站立或跪在其一侧肩旁。救护者两肩位于触电者胸骨正上方，两臂伸直，肘关节固定不屈，两手掌根相叠，手指跷起，不接触触电者胸壁；以髋关节为支点，利用上身的重力，垂直将胸骨压陷 3～5 厘米（瘦弱者酌减）；压至一定程度后，立即全部放松，但放松时救护者的手掌根部不得离开胸壁，按压必须有效，有效的标志是按压过程中可以触及颈动脉搏动。

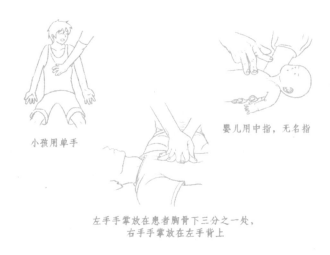

小孩用单手

婴儿用中指，无名指

左手手掌放在患者胸骨下三分之一处，
右手手掌放在左手背上

心脏胸外按压

心脏胸外按压要以均匀速度进行，每分钟 100～120 次，每次按压和放松的时间相等；胸外按压和口对口(鼻)人工呼吸同时进行，其节奏为：单人抢救时，每按压 30 次后吹气 2 次(30∶2)，反复进行；双人抢救时，每按压 15 次后，由另一人吹气 1 次(15∶2)，反复进行。

十一、溺水

(一)溺水的急救

溺水致死的原因主要是气管内吸入大量水阻碍呼吸，或因喉头强烈痉挛，引起呼吸道关闭、窒息死亡。溺水者面部青紫、肿胀，双眼充血，口腔、鼻孔和气管充满血性泡沫，肢体冰冷，脉细弱，甚至抽搐或呼吸心跳停止。

对溺水者，要仔细观察其呼吸和心跳情况，对呼吸、心跳停止者，马上做心肺复苏术，并设法让患者吐水。将溺水者救上岸后，应马上检查溺水者的心跳、呼吸等情况，如呼吸停止，应马上做人工呼吸抢救。当救护者能站立在水中时，可用双手托住溺水者的颈部，口对口先连续吹入 4 口气，在 5 秒钟内观察溺水者的胸、腹部，看看是否有反应，也可用面颊贴在溺水者嘴上感觉一下是否有自主呼吸，如无反应，再吹 4 口气。如果呼吸、脉搏完全停止了，则要做心肺复苏术。

应对要点

（1）溺水者如不熟悉水性，除呼救外，应取仰卧位，头部向后，使鼻部可露出水面呼吸。呼气要浅，吸气要深。此时千万不要慌张，不要将手臂上举进行扑动，这样会使身体下沉得更快。

（2）溺水者如会游泳，只是发生小腿抽筋，要保持镇静，采取仰泳位，用手将抽筋的腿的脚趾向背侧弯曲，使痉挛松解，然后慢慢游向岸边。

（3）发现有人溺水时，救护者应迅速游到溺水者附近，观察清楚位置，从其后方出手救援。或投入木板、救生圈、长杆等，让落水者攀扶上岸。

（二）溺水者被救上岸后的急救

（1）清除口、鼻中的杂物。上岸后，应迅速将溺水者的衣服和腰带解开，擦干身体，清除其口、鼻中的淤泥、杂草、泡沫和呕吐物，使上呼吸道保持畅通，如有活动假牙，应取出，以免坠入气管内。

（2）如果发现溺水者喉部有阻塞物，可将溺水者面部转向下方，在其后背用力一拍，将阻塞物拍出气管。

（3）如果溺水者牙关紧闭，口难张开，救护者可在其身后，用两手拇指顶住溺水者的下颌关节用力前推，同时用两手示指和中指向下扳下颌骨，将口掰开。为防止已张开的口再闭上，可将小木棒放在溺水者上下牙床之间。

（4）在进行上述处理后，应着手将进入溺水者呼吸道、肺部和腹中的水排出。这一过程就是"控水"。常用的一种方法是，救护者一腿跪地，另一腿屈膝，先将溺水者腹部搁在屈膝的腿上，然后一手扶住溺水者的头部使口朝下，另一手用力压溺水者的背部，使水排出。

（5）对溺水者进行人工呼吸。人工呼吸是使溺水者恢复呼吸的关键步骤，应不失时机尽快施行，且不要轻易放弃努力，应坚持做到溺水者完全恢复正常呼吸为止。在实践中，有很多溺水者是在做了数小时的人工呼吸后才复苏的。

人工呼吸的节律为 15～20 次/分钟。常用的人工呼吸法有口对口吹气法。其具体步骤为：①使溺水者仰卧在地上，在其颈下垫些衣物，头部稍后仰，使呼吸道拉直。②救护者跪蹲在溺水者一侧，一手捏住溺水者的鼻子，另一手托住其下颌。③救护者深吸一口气后，用嘴贴紧溺水者的口（全部封住，不可漏气）吹气，使其胸腔扩张。吹进约 1500 mL 空气后，嘴和捏鼻的手同时放开，使溺水者的胸腔在弹性的作用下回缩，将气体排出肺部。必要时，救护者可用手轻压一下溺水者的胸部，帮助其呼气，如此周而复始地进行。

十二、骨折

骨折通常分为闭合性和开放性两大类。闭合性骨折指皮肤软组织相对完整，骨折端尚未和外界连通；开放性骨折则是指骨折处有伤口，骨折端已与外界连通。全身各个部位都可能发生骨折，但最常见的还是四肢骨折。一旦怀疑有骨折，应尽量减少患处的活动，用硬板床尽快转送医院。

（一）开放性骨折的急救

1. 抢救生命

严重创伤现场急救的首要原则是抢救生命。如发现伤者心跳、呼吸已经停止或濒于停止，应立即进行胸外心脏按压和人工呼吸；昏迷患者应保持其呼吸道通畅，及时清除其口咽部异物；患者如有意识障碍，可针刺其人中、百会等穴位。开放性骨折伤者的伤口处如有大量出血，可用敷料加压包扎止血。严重出血者若使用止血带止血，一定要记录开始使用止血带的时间，每隔 30 分钟应放松 1 次（每次 30～60 秒），以防肢体缺血坏死。如遇有生命危险的骨折患者，应快速送往医院救治。

2. 伤口处理

开放性伤口的处理除应及时恰当地止血外，还应立即用消毒纱布包扎伤口，防止伤口被污染。伤口表面的异物要取掉，外露的骨折端切勿推入伤口，以免污染深层组织。有条件时最好用高锰酸钾等消毒液冲洗伤口后再包扎、固定。

3. 简单固定

现场急救时及时正确地固定断肢，可减少伤者的疼痛及周围组织继续损伤，同时便于伤者的搬运和转送。但急救时的固定是暂时的，因此应力求简单而有效，不要求对骨折准确复位。开放性骨折有骨端外露者更不宜复位，而应原位固定。急救现场可就地取材，如木棍、板条、树枝、手杖或硬纸板等都可作为固定器材，其长短以固定住骨折处上下两个关节为准。如找不到固定的硬物，也可用布带直接将伤肢绑在身上，骨折的上肢可固定在胸壁上，使前臂悬于胸前；骨折的下肢可同健肢固定在一起。

4. 必要止痛

严重外伤后，强烈的疼痛刺激可引起休克，因此应给予必要的止痛药。如口服止痛片或注射止痛药。但有脑、胸部损伤者不可注射吗啡，以免抑制呼吸中枢。

5. 安全转运

经以上现场救护后，应将伤者迅速、安全地转运到医院进行救治。转运途中要注意动作轻稳，防止震动和碰坏伤肢，以减少伤者的疼痛。另外，还要注意保暖和适当的活动。

应对要点

(1)迅速用夹板固定患处，固定不宜过紧。在木板和肢体之间垫松软物品，再用带子绑好，木板长出骨折部位上下两个关节。如果没有木板，可用树枝、擀面杖、雨伞、报纸卷等物品代替。

(2)有破口出血的开放性骨折，可用干净消毒纱布压迫，压迫止不住血时，可用止血带包扎伤口的上方(近心端)止血。

(3)大腿骨折时，内出血可达 1000 mL(人体总血量大约 4000 mL)。包扎固定过紧会引起神经麻痹，须密切注意患者状况。脊柱、腰部及下肢骨折则必须用担架运送，而且搬动伤者前需确认伤者情况，不能轻易搬动或者挪动伤者肢体，以免造成二次伤害。

(二)闭合性骨折的急救

闭合性骨折可由创伤和骨骼病所致，以创伤性骨折占多数，后者如骨髓炎、骨肿瘤会导致骨质破坏，受轻微外力即发生骨折，属病理性骨折。闭合性骨折较开放性骨折软组织损伤较轻，因此愈合也较快。

应对要点

(1)一般处理。凡有疑似骨折的患者，均应按骨折处理。首先应抢救生命。如骨折部位有穿破皮肤，损伤血管、神经的危险时，应尽量消除显著的移位，然后用夹板固定。

(2)创口包扎。若骨折端已戳出创口，并已污染，但未压迫血管神经时，不应立即复位，以免将污物带进创口深处。若在包扎创口时骨折端已自行滑回创口内，须向医生说明情况。

(3)妥善固定。这是骨折急救处理时最重要的一项。急救固定一是为了避免骨折端在搬运时移动而更多地损伤软组织、血管、神经或内脏；二是骨折固定后即可止痛，有利于防止休克；三是便于运输。

十三、脱臼

(一)脱臼的急救

关节面完全失去对合关系时称为完全脱位，部分对合的称为半脱位。外伤性脱臼多发生于肩、髋、肘、下颌关节。

应对要点

(1)发生肘关节脱位时，如果周围无救护者，伤者本人不能强行将处于半伸位的伤肢拉直，以免引起更大的损伤。可用健侧手臂解开衣扣，将衣襟从下向上兜住伤肢前臂，系在领口上，使伤肢肘关节呈半屈曲位固定在前胸部，再前往医院接受治疗。

(2)如果有人救助，若救护者对骨骼不熟悉，不能判断关节脱位是否合并骨折，就不要轻易实施肘关节脱位复位法，以防损伤血管和神经，可用三角巾将伤者的伤肢呈半曲位悬吊固定在前胸部，再送往医院。

(二)肘关节脱位的复位手法

(1)伤者呈坐位，助手握住上臂作对抗牵引。治疗者一手握患者腕部，向原有畸形方向持续牵引,另一只手手掌自肘前方向肱骨下端向后推压,其余四指在肘后将鹰嘴突向前提拉,即可使肘关节复位。

(2)复位后将肘关节屈曲 90°,用三角巾悬吊于胸前,或用长石膏托固定。2～3 周后可去除外固定,辅以积极的功能锻炼,以恢复肘关节的功能。

十四、中风

中风是一种急性脑血管疾病,主要由脑血栓、脑出血等引起,主要症状是神志模糊、肢体麻木、突然偏瘫、口角歪斜、流涎、呕吐、大小便失禁,甚至昏迷。中老年人及动脉硬化、高血压、冠心病、糖尿病患者为高危人群。

应对要点

(1)使患者平躺,松解紧身衣物,不要随意搬动患者。

(2)保持呼吸道通畅,如有呕吐,将患者头部偏向一侧,避免误吸呕吐物引起呼吸道阻塞。禁止进食。

(3)对心搏、呼吸停止者立即进行心肺复苏术。

(4)立即拨打 120 急救电话。

十五、呼吸道异物阻塞

呼吸道异物阻塞是指急性的外在或内在原因引起的呼吸道阻塞或障碍。呼吸道阻塞如不能迅速解除,将发生呼吸和心跳停止。

应对要点

(1)救护者站在患者身后,用双手抱住患者的腰部,一手握拳,拇指的一侧抵住患者的上腹部胸骨最下端、肚脐上一点,另一只手压住握拳的手,两手用力在患者腹部做快速向内上方向的挤压动作。

(2)当患者意识不清、昏迷倒地时,救护者应面向患者,两腿分开跪在患者身体两侧,双手叠放,下面手掌根放在患者的上腹部胸骨最下端、肚脐上一点,朝患者上腹部做快速向内上方向的挤压动作。如遇孕妇或肥胖人士发生事故时,应垂直按压胸骨下部。

(3)发生呼吸道异物阻塞时,须将患者面朝下,使头部低于身体,抵在救护者的前臂上，再将前臂支撑在大腿上方，用同一只手支撑患者的头、颈及胸部，用另一只手拍击患者两肩胛骨之间的背部，使其吐出异物。如果无效，可将患者翻转过来，面朝上放在大腿上，托住其背部，使头低于身体，用示指和中指猛压其下胸部（两乳头连线中点下方一横指处），反复交替进行拍背和胸部按压，直至异物排出。

（4）对呼吸停止者，排出异物后应做口对口人工呼吸。

（5）采取抢救措施的同时应立即拨打120急救电话。

十六、严重的胸、腹外伤

当发生利器（刀、剪刀等）刺入胸、腹部，或肠管露出体外的事故时，一定要正确处理，防止因出血过多或脏器严重感染而危及伤者的生命。

应对要点

（1）及时拨打120急救电话。

（2）严禁拔出已经刺入胸、腹部的利器，以免造成大出血危及生命，应设法固定利器，并立即送往医院。

（3）如果肠管露出体外，不要把肠管塞回腹腔，也不要擦除肠管上的黏性物质，因为自行将露出体外的肠管送回腹腔，极易造成严重的感染。应在露出的肠管上覆盖消毒纱布，再用干净的碗或盆扣在伤口上，并用绷带固定，然后迅速送医院抢救。

（4）转送时要让伤者采取平卧位，使其膝和髋关节处于半屈曲状，以减少伤者的痛苦。

十七、眼灼伤

眼睛灼伤很多时候都是由于化学物质引起的，在日常生活中由于操作不当，会使化学物质进入眼睛，在劳动中未使用防护用品，也会使酸碱物质溅入眼内。化学性眼灼伤大多是因为工业生产使用的原料、化学成品或剩余的废料直接接触眼部而引起的化学性结膜角膜炎、眼灼伤。

应对要点

（1）一旦发生眼部化学性灼伤，应立即把上下眼皮翻开，尽快用大量的清水彻底冲洗眼睛。冲洗愈早，愈能彻底治好，一般需冲洗10分钟。也可以把脸泡在水里不断摇头，连续做睁眼和闭眼的动作，至少10分钟。

（2）如果是石灰进入眼中，千万不要直接用水冲洗，一定要取出石灰后再用水冲洗。因为石灰遇水会产生大量的热量，烧坏眼部组织。可先轻轻擦拭眼外残留的石灰，并用油类（如花生油、芝麻油）代替清水冲洗眼睛，冲洗时不要让水溅到没有受伤的眼睛里。

（3）冲洗后，应用干净的纱布等覆盖保护受伤的眼睛，迅速前往医院眼科就医。

十八、毒蛇咬伤

夏季是蛇类活动频繁的季节，出外郊游时，在草地、田间、河边等阴暗潮湿的地方应提高警惕。被蛇咬伤多发生在野外、山区或农村，往往一时难以就医，需要及时进行自我处置。

应对要点

（1）如发现被蛇咬伤，应先初步判断咬人的蛇是否有毒。可根据牙印进行判断。被无毒蛇咬的伤口，有四行或两行锯齿状浅表而细小的牙痕，局部仅出现轻微的疼痛或有少许出血，但很快会自然消失，无全身中毒症状。而被毒蛇咬的伤口，一般会出现上下各一对粗且深的牙痕，且伤口表面会溃烂、红肿、起疱，并伴有局部及全身中毒表现。

（2）限制活动。保持冷静，限制被咬伤肢体的活动。让受伤部位保持低于心脏，可延缓蛇毒的扩散速度。被毒蛇咬伤后，病程进展迅速，要分秒必争地在短时间内确诊。被咬伤者应保持镇定、避免惊慌奔走，以免加速蛇毒的吸收和扩散。在明确毒蛇种类后，应采取相应的救治措施，维持生命功能的稳定，迅速使用抗蛇毒血清等有效药物中和体内蛇毒，防治可能发生的并发症。

（3）简单包扎。用两指宽的绷带或布条紧扎在伤口近心端的上方，防止有毒的血液回流心脏。松紧以绷带与皮肤间能够放置一个手指为宜，以免扎得过紧引起组织缺血坏死。

（4）包扎后可用自来水、矿泉水、井水、肥皂水等对伤口进行冲洗。有条件者可用1∶5000高锰酸钾溶液清洗，如有毒牙残留应尽快去除。切开、挤压、吸出毒液冲洗后，可用利器（如小刀等）沿毒蛇的牙痕作"一"字形纵切口或"十"字形切开，切口长1~1.5厘米，其深度以达到皮肤下为止，要避免切中血管。可边冲洗边从伤肢的近心端向伤口方向及周围反复轻柔挤压，以促使毒液从伤口排出体外。

（5）平稳送院。拨打120急救电话。在伤者中毒症状明显时，应在上述措施进行的同时，立即用车或担架将伤者平稳地送入医院。受伤或被激怒的毒蛇可能反复咬人。若有机会可将蛇杀死。如有条件应将蛇与伤者一起带到医院。

第二章 | 自然灾害

美丽的大自然是人类的家园。大自然的美丽，让人心荡神驰；大自然的神奇，令人叹为观止。但大自然不仅有温柔美丽的一面，也有狂暴残酷的一面。它一旦发起怒来，山崩地裂，生灵涂炭，如洪水猛兽，势不可挡……那么自然灾害来临前有哪些预兆？自然灾害来临时我们应该如何应对？什么叫"避震三角区""醉汉林""马刀树"呢？

第一节 地质灾害

一、地震

地震是地球上经常发生的一种自然现象，即地球表层震动。地震具有突发性强、预见性差、破坏性大等特点。地震的危害非常大，可分为直接灾害和次生灾害。直接灾害主要有建筑物倒塌、人员伤亡、设施破坏、山崩滑坡等。次生灾害主要有火灾、水灾和细菌、放射性物质扩散、毒气泄漏污染等。地震的发生突如其来，并且带有强大的破坏性。地震发生时，要学会保护自己，尽一切可能把伤害降低。

应对要点

(1)保持清醒的头脑,具有良好的心态。地震心理学上有一个"12秒自救机会",即破坏性地震发生的时候,从感觉到震动到建筑物被破坏的平均时间一般为12秒钟。在这极短的时间内,千万不要慌张,急则生乱。像没头苍蝇一样横冲直撞,只会增加受伤害的可能。就算不幸被埋压在废墟中,也一定要沉住气,树立生存的信心,积极等待救援。

(2)远离危险物。地震时,要第一时间远离危险物。在家中,一定要远离液化气罐、煤气管道等易燃易爆物品,以及冰箱、吊灯等大件物品。在时间允许的条件下,要立即切断电闸,关掉煤气。在学校,要远离玻璃窗、门、风扇等容易破裂、掉落伤人的物体。在公共场合,应避开高大建筑物,如楼房、烟囱、水塔、广告牌等。

(3)震时就近躲避,震后迅速撤离至安全地点。地震发生时,应就近躲到墙角、厨房、卫生间等空间小的地方或桌子、床铺的旁边(注意不是躲在桌子、床铺的下面),抱头、闭眼,尽量蜷缩身体,降低身体重心,用毛巾等护住口鼻,用枕头、被子等柔软物品护住头部,来不及的情况下也要用双手护住头部。地震发生时,切忌靠窗跳楼和乘坐电梯。地震停止后,一定要尽快撤离至公园、广场、操场等空阔安全的地方。

(4)学会寻找避震三角区。墙体倒塌之后和地面形成的三角空间就是避震三角区。在地震发生时,如果能躲在这个区域,就能大大提高生存下来的概率。避震三角区的形成非常简单,通过家具等做一个支撑,墙板倒下的话,家具就可以为我们支撑出一个容身的安全地方。比如沙发、桌子、床,它们可以和地面垂直,从而形成避震三角区的直角,找到这个直角,也就找到了避震三角区。当然,选择形成避震三角区的物体必须具备摆放平稳、坚固密实等条件。类似电冰箱、立式空调的物体,地震中要远离,一是它们在地震中难以保持平稳,一旦倒塌就会被砸伤,二是它们极容易引起电路起火。

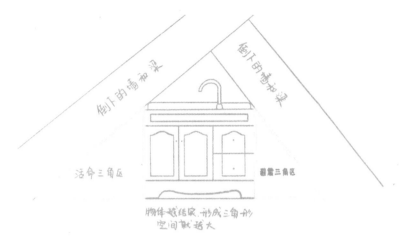

避震三角区

预防要点

（1）常备防灾日用品。准备好一个轻便背包，里面放置一些生活必备品，如饮用水、食物、常用药品、照明工具、通信工具等。

（2）随时随地了解应急避难场所。无论是在学校还是在住宅和公共场所，都要养成关注应急通道、应急避难场所的习惯，要熟悉家中、学校及附近的安全地带，以便危险发生时迅速撤离和疏散到安全的地方。

（3）加强防震应急知识的学习。注重地震常识的学习，掌握科学的自我防御和救护方法。积极参加家庭和学校的应急逃生演习，掌握必要的防火、灭火知识以及基本的救护技能。

（4）正确识别地震预兆。①动物异常。地震发生前，动物通常都会有情绪烦躁、惊慌不安的表现，或是高飞乱跳、狂奔乱叫，或是萎靡不振、迟迟不进窝等。有谚语总结为："震前动物有预兆，群测群防很重要。牛羊骡马不进圈，老鼠搬家往外逃；鸡飞上树猪乱拱，鸭不下水狗乱咬；冬眠蛇儿早出洞，鸽子惊飞不回巢；兔子竖耳蹦又撞，鱼儿惊慌水面跳；家家户户细留心，分析识别防范好。"②地下水异常。地震发生前，地下水通常也会有冒泡、变浑、有味道等征兆。民间也有俗语说：井水是个宝，前兆来得早；无雨泉水浑，天旱井水冒；水位升降大，翻花冒气泡；有的变颜色，有的变味道；天变雨要到，水变地要闹。③地光和地声异常。临震前的很短时间内，大地会突然出现彩色的或者强烈的光，还可能发出"轰隆隆"的响声或者打雷般的巨响。

[法律条文链接]

《中华人民共和国防震减灾法》

二、山体滑坡

山体滑坡是山区常见的地质灾害。山体滑坡是指斜坡上的岩石、土壤在地震、降雨、河流冲刷、地下水活动及人类活动等影响下，因为重力作用，整体或分散顺坡向下滑动的自然现象，俗称"走山""地滑"等。

山体滑坡具有突发性、群发性、多发性的特点。山体滑坡对人类的危害是非常严重的，主要危害有造成人畜伤亡，破坏房屋、农作物、林木耕地，摧毁公路、铁路、水利设施、矿山等。

应对要点

(1)山体滑坡发生时，要保持冷静，不要慌张，切忌乱跑。

(2)应立即观察地形，迅速向与滑坡方向成垂直方向的两侧山坡或高地上跑，绝对不能顺着滑坡方向跑。

(3)要远离斜坡和凹岸等危险区，不要停留在低洼的地方，也不要爬到树上躲避。如果已无法撤离，应迅速抱住身边的树木等固定物体。

(4)如果山区行车遇上暴雨，要降挡减速，仔细观察，密切注意周边的环境。对有可能发生滑坡的地方，确认安全后快速通过，切忌在靠山公路上停车逗留。如果发现公路已出现塌方，无法行驶，则应该跑出车外，迅速逃离至安全地带。

预防要点

(1)居安思危，增强防范意识。充分了解山体滑坡、泥石流发生的因素，了解周边的地形地貌。

(2)在山区遇上狂风暴雨时，千万不要长时间停留在沟谷中，一定要高度警惕。野外露营时，要选择平整的高地，不要在山谷和河沟底部扎营，要尽可能避开有滚石和大量堆积物的山坡。

(3)要善于观察。遭遇大雨时，要多观察，看看山坡有没有变形、鼓包、裂缝甚至是坡上物体的倾斜、石块的滚动，听听远处山谷是否有闷雷般的轰鸣声，这些都是泥石流、山体滑坡发生的预兆，也就是人们常形容的"醉汉林"和"马刀树"的现象，遇见这种地貌要特别留意。

三、泥石流

泥石流是在暴雨、洪水发生的情况下，山地沟谷中夹杂着大量泥沙、石块的特殊洪流，它是由泥土、砂砾、岩石等固体物质和水组成的混合体。泥石流兼有滑坡、崩塌和洪水破坏的双重作用，危害程度比单一的滑坡、崩塌和洪水更严重。泥石流的发生一般要具备三个条件，一是强降雨，二是松散的泥石，三是陡峭的地形。如果这些危险因素同时具备，一定要做好泥石流的防范工作。

应对要点

（1）泥石流发生时，要立即向与泥石流前进方向成垂直方向的两边山坡高处爬，或者立即向河床两岸高处跑，或向树木密集的地方逃生躲避，利用生物屏障减小伤害。

（2）如果在车内遭遇泥石流，则必须弃车逃生，以免被埋。

（3）沿山谷徒步行走时，如果遭遇大雨，并且发现山谷有异常的声音或听到警报，不要在谷底停留，要迅速向坚固的高地的旁侧山坡跑。

预防要点

（1）应迅速转移至安全的高地，不要在谷底或河岸做过多停留。

（2）野外露营时，应选择平整的高地作为营地，避开山谷与河流底部。

（3）选择最短的路径向沟谷两侧山坡或高地跑，不能往泥石流的方向走。

（4）不要躲在坡度大、土层厚的凹处。

（5）不要上树躲避，泥石流可将树连根拔起。

（6）不要躲在陡峻的山体下。

（7）不能马上返回危险区。

［**法律条文链接**］

《地质灾害防治条例》

四、地面塌陷

地面塌陷是指地表岩、土体在自然或人为因素作用下向下陷落，并在地面形成塌陷坑(洞)的一种动力地质现象，可分为岩溶塌陷、采空塌陷。诱发地面塌陷的因素有矿山地下水采空、地下工程中的排三水疏干与突水作用、过量抽采地下水、人工蓄水、人工加载、人工振动、地表渗水等。

地面塌陷的前兆：①井、泉的异常变化，如井、泉的突然干枯或浑浊翻砂，水位骤然降落等；②地面形变，如地面产生地鼓，小型垮塌，地面出现环形开裂，地面出现沉降；③建筑物作响、倾斜、开裂；④地面积水引起地面冒气泡、水泡、旋流等；⑤植物变态、动物惊恐；⑥微微可听到地下土层垮落的声音。

应对要点

(1)如发现上述情况，应立即撤离并通知有关部门，不要冒险停留在原地或居室内。

(2)司机要绕道而行，不能冒险从边缘地带通过。

(3)视险情发展情况将人、物及时撤离危险区。

(4)应暂时封闭严重开裂的建筑物，进行危房鉴定，然后确定应采取的措施。

(5)对邻近建筑物的塌陷坑应及时用片石填堵，上铺砂卵石，再上铺砂，表面用黏土反复夯实，以免影响建筑物的稳定。

预防要点

(1)凡居住在因采矿挖空形成的采空区的居民，在汛期都要注意房前屋后的地面有无显著变形、裂缝等。

(2)注意下大雨时是否有地表水大量、快速渗入地下等现象。

(3)注意矿山巷道、井下是否有突然涌水、涌泥现象。

(4)工程设计和施工中要注意消除或减轻人为因素的影响，如设置完善的排水系统，避免地表水大量入渗，对已有塌陷坑进行填堵处理。

（5）建筑物应尽量避开有利于岩溶塌陷发育的地段，原则上应使主要建筑物避开塌陷地段。

第二节　海洋灾害

一、海啸

海啸是由风暴或海底地震造成的海面恶浪并伴随巨响的现象。海啸是一种具有强大破坏力的海浪。这种波浪运动引发的狂涛骇浪汹涌澎湃，卷起的海涛，波高可达数十米。这种"水墙"内含很大的能量，冲上陆地后所向披靡，往往对生命和财产造成严重摧残。

海啸的前兆有：海水异常的暴退或暴涨。离海岸不远的浅海区，海面突然变成白色，其前方出现一道长长的明亮的水墙。浅海区的船只突然剧烈地上下颠簸。突然从海上传来异常巨大的响声。

应对要点

(1)发生海啸时，航行在海上的船只不能回港或靠岸，应该马上驶向深海区，深海区相对于海岸更为安全。因为海啸在海港中造成的落差和湍流非常危险，船主应该在海啸到来前把船开到开阔海面。如果没有时间开出海港，所有人都要撤离停泊在海港里的船只。

(2)海啸登陆时海水往往明显升高或降低，如果看到海面后退速度异常快，应立刻撤离到内陆地势较高的地方。

(3)快跑。如果发生海啸，刚好在海岸边游玩的人应该快跑。面对像水墙一样滚滚而来的海啸，任何人都是无法抵挡的。在海边接收到海啸来临的信号后，第一选择就是以最快的速度向高山、坚固的建筑物等最高处跑。

(4)抓紧。如果来不及跑出灾难区或者巨大的水墙就在身后，那么此时应该采取的求生行动是立刻抓住一个固定物体。因为巨大的水流可能把遇险者冲往任何方向，而造成其神志不清甚至昏迷，人在神志不清的情况下最容易造成呛水。抱住坚固的物体能够防止被水冲走，甚至可以用绳子将自己捆在固定物体上。当浪头过来时，深吸一口气后立刻屏住呼吸，当屏不住时再慢慢呼气，直到浪头过去。

(5)浮起。如果在平坦的地区，没有高处可逃，可以立即蹲坐或趴在木板、床垫等具有浮性的物体上，背朝浪的来向，牢牢抓住物体边缘。最危险的时候在第一波海浪袭来时，非常容易将人与物体冲击分离或者打翻。如果能够经受住第一波海浪袭击，就有很大的生存希望了。

预防要点

（1）如果听到有关附近地震的报告，就要做好防海啸的准备，要记住，海啸有时会在地震发生几小时后到达离震源上千公里远的地方。

（2）如果发现潮汐突然反常涨落，海平面显著下降或者有巨浪袭来，并且有大量的水泡冒出，应以最快速度撤离海岸。

（3）海啸前海水异常退去时往往会把鱼虾等海洋生动物留在浅滩，场面甚为壮观。此时千万不要前去捡鱼或看热闹，而应当迅速离开海岸，向内陆高处转移。

（4）通过氢气球可以听到次声波的"隆隆"声。

二、龙卷风、台风

龙卷风是一种伴随着高速旋转的漏斗状云柱的强风涡旋，是在极不稳定天气下由空气强烈对流运动产生的自雷暴云底伸展至地面的漏斗状云（龙卷）产生的强烈的旋风。龙卷风的影响范围小，周期短，但破坏力大。龙卷风摧枯拉朽，可使农作物瞬间被毁，交通中断，房屋倒塌，人畜生命受损，危害十分严重。

台风是一种强烈的发生在太平洋西部和南海的热带气旋。热带气旋是发生在热带洋面上急速旋转并向前移动的大气涡旋。台风带来的强风、暴雨和风暴潮，破坏力极大，所到之处遍地狼藉，满目疮痍，房屋、建筑被毁，城镇、农田被淹，电力、交通、通信中断，并造成大量人员伤亡和财产损失。

应对要点

（1）龙卷风、台风来临时，应尽快回到安全牢靠的房子里。在房屋内，首先要关紧并远离门窗，有地下室的躲在地下室。加固好容易被风吹动的物体，防止被砸伤。切忌随意外出。

（2）如果在外面，应尽可能远离建筑工地等危险地段和广告牌、电线杆等危险物体，谨防高空坠物，不要在大树底下躲雨或停留。

（3）如果是在野外遇到龙卷风，应迅速就近寻找与龙卷风路径垂直方向的低洼地趴下，贴近地面，抱头蜷缩或紧紧抓住固定物体。要注意远离大树、电线杆等容易倒塌的物体，以免被砸和触电。

（4）如果是在汽车上，不要开车逃离，不要躲在汽车边上，尤其不要在汽车中躲避，因为汽车对龙卷风几乎没有防御力，龙卷风掀翻、卷起车辆轻而易举，应第一时间弃车，就近找低洼处躲避。

预防要点

（1）注意收听天气预报，提前做好防御工作。

（2）疏通泄水、排水设施，保持其畅通。

（3）做好停水、停电准备，储备好食品、饮用水、照明工具、雨具及必需的药品。

（4）遇有大风雷电时，要谨慎使用电器，严防触电。

［法律条文链接］

《气象灾害防御条例》

第三节　气象灾害

一、洪灾

洪水是暴雨、冰雪融化、风暴潮、堤坝溃塌等引起的江、河、湖、海水量迅速增加或水位急剧上涨的现象，当洪水超过一定上限，发生堤坝决口或者河水漫溢而引发的灾害就叫洪灾。洪水出现频率高，涉及范围广，来势凶猛，破坏性极大，可以瞬间造成大量人员伤亡和建筑物损坏，从而造成巨大的经济损失。洪灾是我国主要的自然灾害之一。

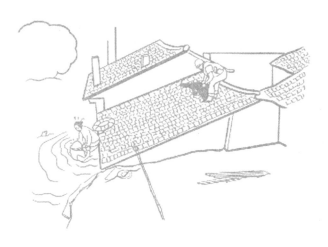

洪灾的应对

应对要点

（1）选择高处避险。洪水到来时，如果来不及转移，应第一时间就近向高处逃离，比如坚固建筑的屋顶、大树、高地。不要轻易下水逃生，不要爬到土屋的屋顶，也不可攀爬电线杆、铁塔。一定要远离危房、危墙、下水道、涵洞、电线杆、高压塔等危险地带。

（2）如洪水继续上涨，应用救生器材逃生。也可迅速找门板、木床以及大块的泡沫塑料逃生。如已被洪水包围，要将所在位置与险情立即报告给当地防汛部门，然后等待救援。如卷入洪水中，应积极寻求救援，牢牢抓住木板、树干等漂浮物，寻机逃生。

(3)逃生过程中应远离倾斜的或倒下的高压线杆，防止跨步电压触电。

(4)防止疫情发生。洪水灾害之后极易发生霍乱、痢疾、血吸虫病、登革热、流行性乙型脑炎、皮肤病等，必须做好各项卫生防疫工作，注意饮用水卫生、食品卫生，预防疫病的流行。

预防要点

(1)关注洪水信息。洪水灾害有明显的季节性、规律性。平时应尽可能多地了解山洪灾害防治的基本知识，掌握游泳等自救逃生的本领。每年4至9月洪水易发季节尤其要注意收听、收看天气和水文气象预报。

(2)准备必要的逃生物资。比如饮用水、食品、基本医疗药品、保暖物品和烧火用具。饮用水、食品最好是密封的、方便易带的。另外，还要保存好能使用的通信设备。

[**法律条文链接**]

《中华人民共和国防洪法》

二、冰雪灾害

冰雪灾害也叫白灾，是因长时间大量降雪造成大范围积雪成灾的自然现象。冰雪灾害种类多、分布广，是一种常见的气象灾害。冰雪灾害会对工程设施、交通运输、电力通信等生产生活和人民生命财产造成直接破坏，也会引起一些意外灾害，比如摔伤、冻伤、雪盲等，是比较严重的自然灾害。

应对要点

(1)及时添加衣物，注意保暖，减少户外活动。

(2)外出时，耳朵、手脚等容易冻伤的部位，尽量不要裸露在外。要穿上底面粗糙、防滑的鞋，别穿硬底和底面光滑的鞋。走路速度要慢，要注意保持身体平衡。路过桥下、屋檐等处时，要迅速通过或绕道通过，以免冰凌因融化而突然脱落伤人。远离易发生坍塌、掉落等事故的危险地带。

（3）在冰雪天气行车应减速慢行，缓行多看，及时安装轮胎防滑链或换用雪地轮胎，佩戴有色眼镜或变色眼镜。转弯时避免急转以防侧滑，踩刹车不要过急过死。

（4）如果出现冻伤，应尽快脱离寒冷环境，脱去潮湿衣物，用体温或者温水复温，不要用雪摩擦患处，也不要用干热或辐射热直接加热。如果滑倒摔伤有出血现象，应该立即用比较清洁的布类包扎伤口止血。如果滑倒摔伤出现剧烈疼痛，要警惕是否骨折，应对受伤部位进行固定，并尽快到医院就医。

预防要点

（1）了解信息，防寒保暖，注意安全。注意关于暴雪、冰冻的预报、预警信息；准备好融雪、扫雪工具和设备；储备充足的食物和水；远离不坚固、不牢靠的围墙、建筑物。

（2）注重饮食营养。增加御寒食物、产热食物的摄入，多吃富含维生素的食物，适量补充矿物质。

（3）增强体育锻炼。冬天温度低，人体免疫机能下降，要积极锻炼身体，提高身体素质。

［**法律条文链接**］

《气象灾害防御条例》

三、高温酷暑

随着全球气候日益变暖，高温天气越来越常见。在中国气象学上，气温在35℃以上时可称为高温天气，如果连续几天最高气温都超过35℃，即可称作高温热浪或高温酷暑天气。高温预警信号分为3级，分别用黄、橙、红色表示。

应对要点

(1)合理安排作息。夏季炎热时,尽量避免或减少户外活动,避免剧烈运动。在高温情况下作业,应采取必要的防护措施。中午 12 点到下午 2 点是阳光最强烈、温度最高的时候,这个时间段尽量不要外出。晚上睡觉时空调温度不要调得过低,也不要对着电风扇直吹。切忌运动后喝大量冷饮或运动后立即下水游泳、洗冷水浴。保持居室的通风透气,穿透气性好的浅色衣服。

(2)注意饮食卫生。要多饮水,每日补充 2000 毫升以上的水,以温淡盐开水或茶水为主,兼食瓜果和新鲜蔬菜。避免饮用含咖啡因、酒精和大量糖分的饮料,这些饮料会导致脱水。适当摄入盐分,补充因大量出汗导致的电解质流失。

(3)掌握中暑的简单紧急处理办法。当感觉自己或发现别人有先兆中暑和轻症中暑症状时,首先要迅速撤离高温环境,选择阴凉通风的地方休息。然后多饮用含盐分的清凉饮料,在额头处擦清凉油,服用藿香正气水等解暑药品。如果出现血压降低、虚脱,应立即平卧,解开衣扣,用冷水或者白酒擦身进行体表降温并及时上医院静脉滴注生理盐水。对于重症中暑者,应立即将其从高温环境转移至阴凉通风处,并迅速送医院。中暑之后忌大量饮水,忌大量食用生冷瓜果,忌吃大量油腻食物,忌单纯进补。

(4)高温天气下车辆自燃的处理办法。一是要保持警惕。很多时候在自燃初期不会有明火,而是最先散发出味道或烟雾,当行驶途中车内有烧焦烧煳等味道或是发动机盖有烟雾散发出来时,应该保持警惕,靠边停车进行相关的救援。二是马上切断电源。当怀疑车辆即将自燃或已经自燃后,应当迅速将车辆停靠至远离易燃物的路边,同时迅速关掉发动机,切断一切车内电源。三是尝试救援。确定了着火位置后,马上找到灭火器并戴上手套,按照灭火器的使用操作要求对相应的位置进行喷射灭火。如果是发动机舱着火,请戴上手套并用比较隔热的东西垫在手和发动机盖之间,因为如果是发动机舱内起火,其温度会非常高。将发动机舱盖打开一条缝后,再将灭火器的喷嘴从缝隙处喷到发动机舱内,以减小火势。然后用一只手打开发动机舱盖,并马上寻找着火点,找到后迅速用灭火器进行喷射灭火。四是安全撤离。一定要注意,由于车载灭火器的容量有限,如果控制不住火势就应赶紧撤离到安全的地方,毕竟生命安全才是最重要的。

预防要点

(1)注意饮食。与冰雪天气食高脂肪、高热量食物相对，高温天气里的饮食一定要清淡，多喝绿豆汤、冬瓜汤等防暑饮品，多吃新鲜的瓜果蔬菜，少吃油腻食物。另外，还要多喝水，不要等口渴了才喝水。

(2)避免暴晒。高温天气出门记得要做好防晒工作，夏天要穿浅色衣服，戴太阳镜、遮阳帽、遮阳伞或涂防晒霜。中午12点是太阳辐射最强的时候，紫外线也最强；下午2点是地面辐射最强的时候，气温最高，这两个时间段最好不要外出。

(3)常备防暑药品，如藿香正气水、十滴水、风油精、清凉油等。

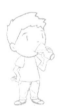
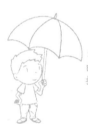

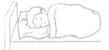

中暑的预防

[法律条文链接]

《气象灾害防御条例》

四、大雾

当大量微小水滴悬浮在近地面的空气中，能见度小于 500 米时，就是大雾天气。大雾预警信号分 3 级，分别用黄色、橙色、红色表示。

黄色：12 小时内可能出现能见度小于 500 米的雾或者已经出现能见度小于 500 米、大于等于 200 米的雾且可能持续。

橙色：6 小时内可能出现能见度小于 200 米的浓雾或者已经出现能见度小于 200 米、大于等于 50 米的浓雾且可能持续。

红色：2 小时内可能出现能见度低于 50 米的强浓雾或者已经出现能见度低于 50 米的强浓雾且可能持续。

应对要点

(1)大雾里面含有各种酸、碱、盐、酚、尘埃、病原微生物等有害物质，出门时戴口罩能避免冷空气直接吸入，防止大颗粒灰尘进入身体。外出回来应清洗面部及裸露的肌肤。

(2)机动车驾驶员应打开防雾灯，密切关注路况。行驶中要减速慢行，控制好车速、车距。

(3)在高速公路上行驶的车辆，遇大雾天气、能见度过低时，应立即减速慢行，并将车驶向最近的停车场或服务区停放。

预防要点

(1)出门前，应当将挡风玻璃、车头灯和尾灯擦拭干净，检查车辆灯光是否齐全有效。另外，在车内一定要携带三角警示牌或其他警示标志，需停车检修时，要在车前后 50 米处摆放警示牌，提醒其他车辆注意。

(2)雾中行车时，一定要严格遵守交通规则限速行驶，千万不可开快车。雾越大，可视距离越短，车速就必须越低。

(3)雾天行驶，一定要使用防雾灯，要遵守灯光使用规定：打开前后防雾灯、尾灯、示宽灯和近光灯，利用灯光来提高能见度，看清前方车辆及行人与路况，也让别人容易看到自己。需要特别注意的是，雾天行车不要使用远光灯，这是因为远光光轴偏上，射出的光线会被雾气反射，在车前形成白茫茫一片，开车的人反而什么都看不见了。

(4)如果雾太大，可以将车靠边停放，同时打开近光灯和应急灯。停车后，从右侧下车，离公路尽量远一些，千万不要坐在车里，以免被过路车撞到。等雾散去或者视线稍好再上路行驶。

(5)在大雾天视线不好的情况下，勤按喇叭可以起到警告行人和其他车辆的作用，当听到其他车的喇叭声时，应当立刻鸣笛回应，提示自己的行车位置。两车交会时应按喇叭提醒对面车辆注意，同时关闭防雾灯，以免给对方造成炫目感。如果对方车速较快，应主动减速让行。

(6)在雾中行车应该尽量低速行驶，尤其是要与前车保持足够的安全车距，不要跟得太紧。要尽量靠路中间行驶，不要沿着路边行驶，以防与路边临时停车等待雾散的人相撞。

(7)如果发现前方车辆停靠在右边，不可盲目绕行，要考虑此车是否在等让对面来车。超越路边停放的车辆时，要在确认其没有起步的意图而对面又无来车后，适时鸣喇叭，并从左侧低速绕过。另外，也要注意小心盯住路中的分道线，不能压线行驶，否则会有与对向的车相撞的危险。在弯道和坡路行驶时，应提前减速，并避免中途变速、停车或熄火。

(8)在雾中行车时，一般不要猛踩或者快松油门，更不能紧急制动和急打方向盘。如果认为的确需要降低车速，应先缓缓放松油门，然后连续几次轻踩刹车，以达到控制车速的目的，防止追尾事故的发生。

五、雷击

雷电放电具有电流大、电压高、冲击性强的特点。其能量释放出来可产生极大的破坏力。雷击除可能毁坏设施和设备外，还可能伤及人、畜，引起火灾和爆炸，造成大规模停电等。因此，电力设施、建筑物，特别是有火灾和爆炸危险的建筑物，均需考虑采取防雷措施。雷电预警信号分为黄、橙、红三个等级，逐级增强。

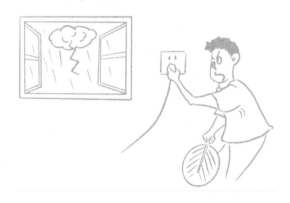

室内避雷

应对要点

1. 室内避雷

(1)打雷时,首先要做的就是关好门窗,防止雷电直击室内或者防止球形雷飘进室内。

(2)人不要站立在灯泡下,应将家用电器的电源切断,以免损坏电器。

(3)尽量不要拨打、接听电话或使用电话上网,应关闭电源和电话线及电视闭路线等可能将雷电引入的金属导线。

(4)在室内也要离开进户的金属水管以与跟屋顶相连的下水管等。

(5)晾晒衣服被褥等用的铁丝不要拉到窗户、门口,以防铁丝将雷引入室内。

2. 户外避雷

(1)遇雷暴天气出门,最好穿胶鞋,这样可以起到绝缘的作用。

(2)不要在打雷时拨打或接听手机,最好关掉手机电源。

(3)不宜在孤立的大树下躲避雷雨。打雷时最好与树干保持5米的距离,下蹲并双腿靠拢。

(4)突遇雷雨,当感觉头发发硬并竖起来时应该蹲下,降低自己的高度,同时将双脚并拢,减少跨步电压带来的危害。

(5)远离建筑物外露的水管、煤气管等金属物体及电力设备。

（6）看见闪电几秒钟后就听见雷声，说明你正处于近雷暴的危险环境，此时应停止行走，两脚并拢并立即下蹲，不要与人拉在一起，最好使用塑料雨具、雨衣，不要使用金属雨具。

（7）不要拿着金属物品在雷雨中停留。不要手持金属体。取下身上佩戴的金属饰品，如钥匙、发卡、项链等，放在5米以外的地方。

（8）不宜在水边、洼地停留，水体导电能力好，易遭雷击，要迅速到附近干燥的房子中去避雨，不能在树下躲避雷雨。在山区找不到房子时，可以在岩石下或山洞里避雨。

（9）如果看到高压电线遭雷击断裂，应提高警惕，因为高压线断点附近存在跨步电压，身处附近的人此时千万不要跑动，而应双脚并拢，降低高度，跳离现场。

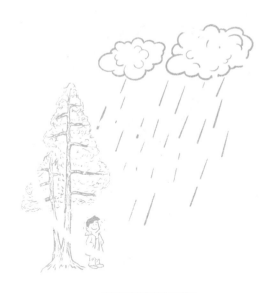

不能在树下避雷雨

预防要点

(1)加强防雷安全宣传教育，提高防雷意识，提升应对雷击的自救互救技能。

(2)按照国家规定安装雷电防御装置。

(3)应当对雷电防御装置进行经常性的维护、保养，并委托雷电防御装置检测机构实施定期安全检测。

[法律条文链接]

《中华人民共和国气象法》

[延伸阅读]

避雷安全防范歌

霹雷闪电雷雨天，安全第一莫等闲。

献首歌谣大家唱，劝您牢记在心间。

身在屋内关门窗，电器设备关电源。

最好不要打电话，切莫出屋站檐下。

空阔地域全身缩，尽量减少暴露面。

双脚并拢快蹲下，躲在树下最危险。

人群多时要疏散，跑步摩擦引雷电。

金属物体不接触，电线杆下不安全。

正在船上要上岸，闪电遇水水带电。

躲进汽车锁好门，换件干衣身上穿。

球形闪电虽少见，不要只顾看稀罕。

它的能量十分大，慢慢躲闪莫擦边。

第四节　森林灾害

一、森林火灾

森林火灾是一种突发性强、破坏性大、对森林生态系统和人类带来巨大危害的林木起火灾害。

应对要点

(1)火势过大时，千万不要贸然行动，应报告当地政府和火警119。

(2)扑救山地火灾时，应事先选择好避火安全区和撤退路线，以防不测。千万不要进入三面环山、狭长山谷、狭窄草塘沟、向阳山坡等地段直接扑打火头。

(3)用防火隔离带灭火。在山高坡陡、地形复杂、风向多变的特殊条件下，夜间应对火场原则上围而不打，组织开设防火隔离带间接扑救。

预防要点

(1)禁止在林区用火和狩猎。

(2)不要在森林边缘100米范围内烧田埂或垃圾；不要在林内的坟场、寺庙外烧香烛纸钱、燃放烟花鞭炮；清明扫墓或平时祭奠时，应当采取文明、生态的方式，如送鲜花、栽植纪念树等。万一用了火，必须等火熄灭后，方可离开。

(3)不得动员中小学生、残疾人、孕妇和老人参加扑救山林火灾，要加强对痴、呆、傻以及精神病患者等特殊群体的监护，防止弄火成灾。

二、森林病虫害

森林病虫害是指由病原菌、昆虫等林业有害生物引起的导致林木死亡或影响正常林木生长的自然灾害。它会破坏生态环境，造成经济损失，因此被称为"不冒烟的森林火灾"。

应对要点

(1)生物治理。爱护环境，保护森林害虫天敌，避免生态失衡。

(2)物理治理。人工机械防治，及时清理发病林木和剪除病枝并烧毁处理。

(3)化学治理。通过喷洒化学粉剂，控制害虫繁衍，保证有虫不成灾。

预防要点

(1)造林的时候要注意多树种混杂，避免病虫害大面积扩散。

(2)因地制宜、适地适树地封山育林。

(3)保持生态平衡，保持物种平衡。

(4)加强育苗消毒处理工作，不乱栽种外来物种。

第三章 | 灾难事故

灾难事故是具有灾难性后果的事故，是人们在生产、生活中由于有意或无意违反了相关的规定或操作而导致的具有灾难性后果的事故。灾难事故的出现会造成大量人员伤亡和巨大财产损失，因此，我们必须加强防范意识，避免或减少灾难事故的发生。

第一节　火灾事故

一、安全用火常识

(一)用火须知

(1)教育儿童不要玩火，把火柴、打火机等放在儿童拿不到的地方。

(2)不要随意乱扔烟蒂；不要在严禁烟火的地方吸烟；不要在酒后、疲劳时或临睡前躺在床上或沙发上吸烟。外出时、临睡前要熄灭室内外的火种。

(二)常用的灭火方法

1.冲水冷却法

将水直接喷射到燃烧物上熄灭火焰或将水喷到附近未燃烧的可燃物上避免燃烧。但要注意，不能用水扑救"遇水燃烧物质"的火灾，不能用直流水扑救可燃粉尘(面粉、铝粉、煤粉等)聚集处的火灾，不能用直流水扑救未断电情况下高压电气设备、线路的火灾。

2. 隔绝空气法

用湿棉被等难燃物或不燃物覆盖在燃烧物表面，隔绝空气，将火熄灭。比如，炒菜油锅着火时，应迅速盖上锅盖灭火。如没有锅盖，可将切好的蔬菜倒入锅内灭火。切忌用水浇，以防燃着的油溅出来，引燃厨房中的其他可燃物。

3. 防止蔓延法

将燃烧区附近的易燃物和可燃物转移；将可燃物和助燃物与燃烧区隔离；防止正在燃烧的物品飞散，阻止燃烧蔓延。

(三)灭火器的使用方法

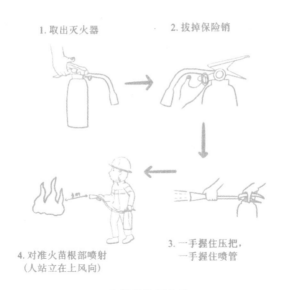

灭火器的使用方法

1. 干粉灭火器

干粉灭火器可用来扑灭固体、可燃液体、气体或带电设备的初起火灾。使用手提式干粉灭火器时，应撕去头上铅封，拔去保险销，站到离火焰 3 至 4 米远的上风方向，一只手握住胶管，将喷嘴对准火焰的根部，另一只手按下压把或提起拉环。喷粉要由近而远，向前平推，左右横扫，不使火焰蹿回。在扑救油类等液体火灾时，不要直接冲击液面，以防液体溅出。

2.泡沫灭火器

要将灭火器平稳地提到火场，注意筒身不宜过度倾斜，以免两种药液混合。然后，用手指压紧喷嘴口，颠倒筒身，上下摇晃几次后向火源喷射。如果是油火，使用手提式化学泡沫灭火器时，应向容器内壁喷射，让泡沫覆盖油面使火熄灭。

二、遭遇火灾的自救与互救

在各种灾害中，火灾是经常、普遍地威胁公众安全和社会发展的主要灾害之一。人们在用火的同时，要不断总结火灾发生的规律（教训），尽可能地减少火灾（的发生）和其对人类造成的危害。

（一）宿舍失火

应对要点

（1）逃生时，应用湿毛巾捂住口鼻，背向烟火方向迅速离开。

（2）逃生通道被切断、短时间内无人救援时，应关紧起火方向的门窗，用湿毛巾、湿布堵塞门缝，用水淋透房门，防止烟火侵入。

预防要点

（1）宿舍无人时，应切断电源，关闭燃气阀门。

（2）不要围观火场，以免妨碍救援工作或因爆炸等原因受到伤害。

（3）宿舍应备家用灭火器、应急逃生绳、简易防烟面具、手电筒等，并且要将它们放在随手可取的位置，以便在危急关头派上大用场。

（二）高楼失火

高层建筑楼道狭窄、楼层高，发生火灾不容易逃生，救援困难，而且常因人员拥挤阻塞通道而造成踩踏事故。

应对要点

(1)及时扑救，可利用各楼层的消防器材扑灭初起火灾。因火势向上蔓延，应用湿棉被等物作掩护，快速向楼下有序撤离。离开房间以后，一定要随手关门，将火焰、浓烟控制在一定的空间内。

(2)注意防烟。用湿毛巾等物掩住口鼻，保持低姿势前进，呼吸要小而浅。带婴儿逃离时，可用湿布轻轻蒙在婴儿脸上。

(3)理性逃生，不可跳楼。可将被单、桌布等结成牢固的绳索，牢系在窗栏上，顺绳滑至安全楼层。也可靠墙躲避。因为消防员进入室内救援时，大都是沿墙壁摸索行进的。或进入避难层、顶层、卫生间。

(4)等待救援。当通道被火封住、欲逃无路时，可靠近窗户或阳台呼救，同时关紧起火方向的门窗，用湿毛巾、湿布堵塞门缝，用水淋透房门，防止烟火侵入。

(5)使用求救信号。如果是在白天，可以寻找色彩艳丽的衣服或者布条，伸出窗户外大幅度晃动，以引起救援人员的注意。如果是晚上，可以使用手电筒。要注意千万不要使用打火机，以免造成可燃气体爆炸。

预防要点

(1)保持镇静、不盲目行动是安全逃生的重要前提。

(2)因供电系统随时会断电，千万不要乘电梯逃生。

(3)等待救援时应尽量在阳台、窗口等易被发现的地方。

(4)不要轻易跳楼。只有在消防员准备好救生气垫或楼层不高的情况下，或者如不跳楼就会丧命的情况下，才能采取此方法。

(5)通道出口应畅通无阻。楼梯、通道、安全出口等是火灾发生时最重要的逃生之路，应保证畅通无阻，切不可堆放杂物或设闸上锁。

(三)人员密集场所失火

酒店、影剧院、超市、体育馆等是人员密集的场所，一旦发生火灾，常因人员慌乱、拥挤而阻塞通道，发生互相践踏的惨剧。有时由于逃生方法不当，还会造成更多人员伤亡。

应对要点

(1)发现初起火灾,应利用楼层内的消防器材及时扑灭。

(2)要保持头脑清醒,千万不要惊慌失措而盲目乱跑。

(3)火势蔓延时,应用衣服遮掩口鼻,放低身体姿势,浅呼吸,快速、有序地向安全出口撤离。尽量避免大声呼喊,防止有毒烟雾进入呼吸道。

预防要点

(1)人口密集的场所要规范安全用火用电,经常排查安全隐患。

(2)多留心人员密集场所的安全门或出入口。

(3)下榻宾馆、酒店后,应特别留心服务方提供的火灾逃生通道图,或自行了解安全出口的方位。

(4)熟悉环境,暗记出口。当处在陌生的环境时,为了自身安全,请务必留心疏散通道、安全出口及楼梯方位等,以便关键时候能尽快逃离现场。

(5)逃生时要保持镇静,有序进行,千万不要拥挤,避免踩踏。

(四)汽车失火

应对要点

(1)发动机起火:迅速停车,切断电源,用随车灭火器对准着火部位灭火。

(2)车厢货物起火:立即将汽车驶离重点要害地区或人员集中场所,并迅速报警。同时,用随车灭火器扑救。周围群众应远离现场,以免发生爆炸时受到伤害。

(3)加油过程中起火:立即停止加油,疏散人员,并迅速将车开出加油站(库),用灭火器及衣服等将油箱上的火焰扑灭。地面如有流洒的燃料着火,应立即用灭火器或沙土将其扑灭。

(4)被撞后起火:先设法救人,再灭火。

(5)公共汽车在运营中起火：立即开启所有车门，让乘客有序下车。然后，迅速用随车灭火器扑灭火焰。若火焰封住了车门，乘客可用衣服蒙住头部，从车门冲下，或者打碎车窗玻璃，从车窗逃生。

预防要点

(1)不准携带易燃、易爆等危险品乘坐公共交通工具。

(2)应随车配备灭火器，并学会正确使用。

(3)在加油站加油时严禁使用移动电话，严禁使用打火机和抽烟。

[法律条文链接]

《中华人民共和国消防法》

第二节 道路安全事故

一、道路交通事故

根据《中华人民共和国道路交通安全法》，道路交通事故是指车辆在道路上因过错或者意外造成的人身伤亡或者财产损失事件。随着社会的发展、进步，旅客和货物的运输量增多，特别是随着机动车拥有量增大，道路交通事故日益严重，已成为和平时期严重威胁人类生命财产安全的社会问题。

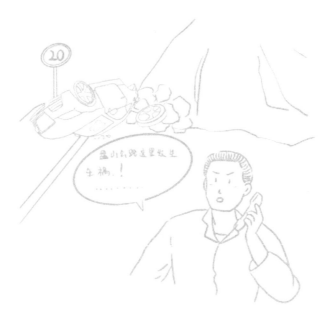

道路交通事故的应对

应对要点

（1）立即报警，拨打 120、110、122、119 求援。

（2）发生交通事故被困在所乘车辆中时，可击碎车四角玻璃逃生。

（3）从所乘车辆中逃出后，要远离事故发生地点，防止因车辆着火、爆炸而造成伤害。

(4)逃生后要迅速报警或拦截车辆救助其他未逃生人员。

(5)切勿移动伤者(除危险处境,如汽车着火有爆炸可能)。

(6)排除险情。如关闭引擎、刹车以防止汽车滑动。车辆起火时要先灭火。

(7)现场示警。如高速公路上发生车祸,应立即开启危险报警闪光灯,在行驶方向的后方150米设置警告标志等。

(8)先救命、后治伤,发现心跳呼吸停止的要立即实施心肺复苏。

(9)迅速查看伤情,注意脊柱损伤者的救护,忌拖、拉、拽,应使用颈托或脊柱固定板。对意识清醒者,要注意询问,对症处理。

(10)保护现场,拍摄现场。

(11)有外援时,要服从指挥,有序急救。

(12)有大量伤者时,要进行伤情分类,按救命优先原则进行施救和转送。

(一)交通事故中头颅损伤的急救

头颅损伤伤情重、变化多、死亡率高,是交通伤致死的首要原因。处理要点如下:

(1)保护好头部,用衣物垫好头部,并进行适当的固定。

(2)若头部有伤口出血,必须进行止血处理。

(3)松开衣领、腰带,保持呼吸道通畅。

(4)有条件的应立即吸氧,并进一步观察伤者的意识状态和瞳孔大小等。

(5)尽早转送医院,做进一步救治。

(二)交通事故中胸部创伤的急救

车祸常造成胸部的各种创伤,如胸骨、肋骨骨折、心脏大血管破裂、开放性气胸等,必须迅速处理。处理要点如下:

(1)及时清除口腔、鼻腔的积血、分泌物及异物,保持呼吸道通畅。

(2)立即处理开放性伤口(如开放性气胸),变开放为闭合,进行合理包扎。

(3)取半卧位,搬运伤者。

(4)若肋骨骨折,应固定骨折和胸部。

(5)及时转送医院,做进一步救治。

(三)交通事故中腹部创伤的急救

交通事故造成的腹部损伤主要由挤压、撞击引起,可导致肝、脾、肠、肾等器官受损。处理要点如下:

(1)对危及生命的腹部损伤作紧急处理。

(2)迅速控制明显的外出血。

(3)进一步观察伤者的生命体征。

(4)及时转送医院,做进一步救治。

(四)交通事故中脊柱损伤的急救

车祸常造成脊柱骨折及脱位,伤者会出现不同程度的功能丧失,感到受伤部位疼痛,脊柱活动受限。若确认伤者脊柱损伤,可采取如下方法施救:

(1)将伤者紧急移出车外。一人用双手手掌抱住伤者的头部两侧,平衡用力,轴向牵引颈部,并尽可能地戴上颈托。另一人用双手轻轻轴向牵引伤者的双踝部,使双下肢伸直。还有两人用双手托住伤者肩背部及腰臀部,保持脊柱成一条直线,平稳地将伤者从车内移出。

(2)将伤者移至车外后,按脊柱损伤搬运法进行搬运,如四人搬运或担架及脊柱板搬运。

(3)及时转送医院,做进一步救治。

(五)交通事故四肢骨折的急救

(1)要求伤者不要活动伤肢。

(2)检查伤肢,有伤口的应剪开或撕开受伤部位的衣物,显露伤口。

(3)对伤肢进行止血、包扎、固定。

(4)及时转送医院,做进一步救治。

预防要点

(1)加强交通安全教育,增强安全意识,遵守交通规则。

(2)加强车辆维护,提高汽车的安全性。认真做好车辆的日常修理工作,及时消除隐患,保证车况良好,杜绝"带病车"上路行驶,严把车辆技术性能关。

（3）完善道路安全设施，不断改善道路条件。严格按照《道路交通标志和标线》（GB 5768—2009）、《公路工程技术标准》（JTB B01—2014）整改不符合要求的交通标志、标线以及各种交通安全设施。

（4）加强道路交通管理，优化道路交通安全。交通管理部门应运用技术手段及时查处违章车辆，排除事故隐患。

[法律条文链接]

《中华人民共和国道路交通安全法》

二、网约车或出租车安全事故

随着社会的发展，交通越来越便利，方便快捷的网约车和出租车成为许多人出行的选择。但网约车和出租车司机骚扰、伤害乘客的案件时有发生。那么，乘坐网约车和出租车时应如何保证安全呢？

应对要点

（1）发现异常，找借口下车。乘坐网约车时应准确核实网约车的资质、证照，上车后观察车况，如果有异常，就要找借口下车。如果遇到司机恶意搭讪或者有什么不轨行为，要从容应对，不要有语言或是肢体冲突，要保持冷静，缓和处理，找准机会下车。

（2）发现危险，机智报警。一旦发现危险信号，要随机应变，机智报警。遇到不能打电话报警的情况，可选择用短信12110报警。（12110加报警人所在地或选择所在地的区号后三位，如北京为12110加010）

（3）面对危险，开窗求救。如果要求停车，但司机不肯停车，看到路边有人，可以开窗呼救。

（4）遇到纠缠，就地取物。遭遇司机纠缠、暴力行为时，要懂得防卫，出其不意地连续攻击其身体的薄弱位置（眼睛、裆部都是身体最脆弱的位置），尽量为自己赢得逃跑的机会。

（5）如果危险真的来临，一定要记住一点：自己的生命是最主要的，一定要先保证自己的生命安全，之后再通过报警等方式求助。

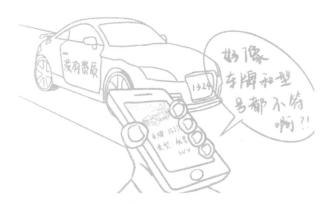

核实网约车资质

预防要点

(1)拒绝乘坐黑车。不管在什么情况下，不管在熟悉或是不熟悉的地方，都不要坐黑车，尤其是女性必须要记住这一条。

(2)不要与陌生人拼车。现在拼车出行已经成为一种非常流行的出行方式，顺风车也在其中。一般情况下，我们很难弄清楚司机与拼车的乘客是不是一伙的，所以这种车千万不要上，没准就是个陷阱。

(3)记下车牌号。上车以后必须告诉家人、朋友所乘车的车牌号，尤其是搭乘网约顺风车时，若司机听到你在电话里将车牌告诉了家人，或许就不会铤而走险了。

(4)坐在司机背后的座位上。单独坐车，最好不要坐副驾驶位，更不要睡觉、玩手机(尤其是女性)，最好坐在驾驶位后面的位置，并留心观察司机的动态以及驾驶路线。乘坐当中不要随意与司机攀谈，更不要随意透露个人信息，也不要与司机发生语言冲突，凡事要多思考，安全才是最重要的。

(5)深夜最好结伴而行。深夜打车，最好不要乘坐网约车，正规出租车要比网约车安全许多。

(6)夜间乘车打开车窗的三分之一。夜间打车的时候要打开三分之一的车窗，其目的是方便呼救。当然，上车后要及时检查车锁以及车窗的使用情况，建议女生出门最好购买尖叫警报器，遇到危险时可对犯罪分子起到震慑作用，使自己有机会逃跑。

[法律条文链接]

《网络预约出租汽车经营服务管理暂行办法》

三、电梯意外

随着城市建设的高速扩张，高层建筑已成为住宅的主流，乘用电梯已成为人们生活的一部分，电梯事故屡见不鲜，电梯的安全运行也越来越引起社会的广泛关注。

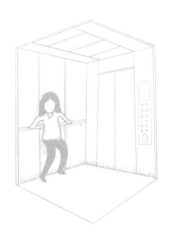

乘电梯出现意外的应对

应对要点

（1）如果被困在电梯里，千万不要惊慌，应该使用电梯内的应急电话进行报告。如果不能进行通信联系，最明智的方法是：静坐，并适度敲击轿厢壁，保持体力，等待救援。千万不能试图扒开电梯门或者从轿厢顶部出去，因为电梯可能会突然启动并上升或下降，这样做将导致生命危险。

（2）进出电梯时要认真观察，不要在轿厢口逗留。不要一脚门里一脚门外，或把头伸进轿厢内、身体留在轿厢外，以免发生剪切危险。

（3）电梯正常运行期间，不要靠在门上，更不要用手或棍棒等物件掰撬电梯门。不要在轿厢内跑、跳和追逐打闹。

（4）火灾和地震时，禁止使用电梯，应该通过应急通道进行逃生和疏散。

（5）当电梯出现异常，赶快把每一层楼的按键都按下。（切记要从底部往上按，以最快的速度全按亮，哪怕不亮也都按。因为如果从上往下按，你的按钮楼层数字速度赶不上下坠速度）

（6）如果电梯内有扶手把，请一只手紧握扶手把。

（7）整个背部跟头部紧贴电梯内墙，呈一条直线。

（8）两腿弯曲，上身前斜，以减少电梯坠落时受到的冲击。（因为你不会知道它会何时着地，且坠落时很可能会使人全身骨折）

预防要点

（1）重视电梯的日常检查和维护保养工作。

（2）职能部门加强监督。质量监督部门应当巡视督查电梯的维修保养工作，对维修保养不到位、不及时等不合格的企业，应强制停运电梯，并要求整改，这无疑是保障电梯安全的有效措施。

（3）提高电梯设计、生产、制造的质量，消除特种设备隐患。

（4）依规操作。加强电梯管理和使用的安全教育培训，保证电梯的安全运行。

（5）加强电梯安全知识讲座宣传。乘客应规范自身行为，按照电梯安全注意事项和警示标志正确使用和乘坐电梯。乘用自动扶梯时必须抓紧扶手带，不许在自动扶梯上行走，儿童必须在大人的监护下乘用自动扶梯。

四、汽车刹车失灵事故

经常开车的朋友都会担心这样的问题，在路上刹车失灵了怎么办？很多重大的交通事故都是刹车失灵造成的，提前发现并解决刹车失灵的问题非常重要。

应对要点

（1）司机要冷静，从容应对。

（2）用驻车制动或挂低速挡减速。若无效果则可利用紧急停车带或天然屏障作障碍，消耗汽车惯性使其停下。

（3）密切注视车况，尽量不要贴近车外障碍物。

（4）乘车人应保持镇静，抓紧扶手，保持身体张力。不轻易跳车，做好逃生准备。

预防要点

（1）要定期做好汽车的保养。

（2）不要超速行驶。

（3）上路前检查车况，如手刹、脚刹、轮胎的胎压等。上路、上坡、下坡前都要试一下刹车，保持良好的开车习惯。

五、车辆涉水事故

车辆涉水是指车辆在地势低洼、有积水的路面行车或在水中通行。一般发生在阴雨天气，排水设备欠缺导致路面有积水的道路低洼地段。车辆涉水会造成车辆故障，更严重的会造成人员伤亡。

应对要点

（1）在积水区行驶时，应用低速挡，尽可能不停车不换挡。

（2）当车在涉水过程中熄火时，一定要保持冷静。如果车熄火后停在水中，水没有没过车窗时是基本不会有生命危险的。这时不要慌张，切忌重新启动发动机。

（3）车主驾车过程中遇到路面积水时，不宜继续前行，万一积水没过排气管，将有熄火等险情发生。遇到特大暴雨时，待在车里躲雨是很不安全的。车主一旦发现路面有积水的可能，应该马上打开车锁，随时准备下车，或者马上在路边停靠，到室内躲避。

（4）如果车辆已经落水，应迅速辨明自己所处的位置，并制订逃生方案，保持面部尽量靠近车顶以获得更多空气。第一时间解开安全带并打开电子中控锁，如果安全带无法解开，要利用尖锐物品割断安全带，利用就近侧门逃生。

（5）应迅速打开车窗。如果车辆已经断电，无法打开车门和车窗，可尝试用安全锤、座位头枕、车内灭火器或高跟鞋等尖锐物品砸开车窗。挡风玻璃很厚，是很难敲碎的，侧窗及天窗的四角和边缘比较薄，应尽量敲击玻璃边缘，同时注意不要被玻璃划伤。

（6）成功砸开车窗后，做一个深呼吸，然后打开车门或车窗逃离。逃出车外后应保持面部朝上，如果不会游泳，可设法爬到车顶，或在离开车前尽量找一些可以漂浮的物体抱住。

预防要点

（1）主动预防，学会一些汽车在雨中的涉水驾驶技巧。行驶过程中，要判断路面积水的深浅，主动绕开积水低洼路段，不要试图单独穿越被积水淹没的路段。

（2）沙砾易使刹车失灵，及时清理很重要。暴雨来袭，大的降水量很容易导致路段积水几十厘米甚至几米深，车辆行驶过程中，和人趟着过河其实没什么区别，这个时候整个刹车系统基本上都泡在水里，水里的沙砾、杂物等会趁机钻入其中，这也是车辆从积水中出来后会感觉刹车不太灵敏的原因，所以暴雨过后，要及时将刹车盘片及其中的杂质清理干净。

（3）雾灯易进水，雨后检查很关键。大家都知道，在大雨和大雾天气中，雾灯可是个"神器"，不仅能提供照明，还能告诉其他车辆你的位置在哪里，这样可以大大提高行车安全，从而减少交通事故的发生。暴雨过后，应检查雾灯是否能正常工作，并检查雾灯内是否有漏水的情况，如果发现问题就要及时修理。另外，车辆的前后大灯如果出现进水现象也必须及时清理。

（4）车内潮湿细菌多，干燥除湿很必要。在暴雨过程中，汽车无论是行驶还是停滞，车内空间都是相对封闭的，而车辆在开门闭门的过程中，人的进出、带入的雨伞等物品都很潮湿，车内环境也会由干燥变为潮湿。此时，车内的音响、电路等的寿命会直接受到影响，细菌和霉菌也便找到了安身之处，这对人的健康是十分有害的。所以，暴雨过后，最好赶紧打开车门，让它好好地晒晒太阳，或者在里面放些干燥剂或除湿剂。

六、汽车着火事故

按照起火原因，汽车火灾可以分为自燃、引燃、碰撞起火、雷击和爆炸五种。

应对要点

(1)迅速停车，打开车门，切断电源，用灭火器对准火焰正面(根部)猛喷。

(2)汽车被撞后起火时，救人第一，车门若损坏，应立即报警。可用千斤顶、扩张器、消防斧配合消防官兵灭火。

(3)汽车在加油过程中起火，应立即停止加油，用灭火器及衣服将油箱上的火焰扑灭，防止次生灾害发生。

(4)当公交车发生火灾时，司机应立即靠边停车，打开车门，速用灭火器灭火，指挥乘客有序下车。乘客可敲碎车窗四角玻璃，从车窗逃生，也可用衣服蒙住头部，冲出车门。

预防要点

(1)应做好汽车的维修或保养。

(2)自备小型灭火器。

(3)高温天气下汽车不可长时间放在户外，车窗应留微小缝隙。

七、地铁(轻轨)事故

地铁(轻轨)列车是在封闭状态下运营的大型载客交通工具，设备故障、技术行为、人为破坏、不可抗力等原因，均可能导致突发重大意外事故。

应对要点

（1）列车在站内时突遇停电，乘客可按照导向标志有序撤离。列车在运行时停电滞于隧道时，乘客应耐心等待救援人员的到来，千万不要擅自扒开车门、砸玻璃，甚至跳窗。

（2）列车运行中遇到火灾事故，乘客应首先利用车厢内的报警器通知司机，然后取出车厢中的灭火器扑灭初起火灾。要尽可能寻找简易防护，可以用毛巾、纸巾、衣物等捂住口鼻，有条件的话将其浸湿，背离火源，朝明亮处疏散，迎着新鲜空气跑。在有浓烟的情况下，采用低姿势撤离，视线不清时，手摸座椅、车厢内壁徐徐撤离。

（3）列车运行中遇到爆炸事故，乘客应尽快远离爆炸现场，有序撤离并迅速报警。

（4）列车运行中遇到毒气袭击，乘客应迅速报警，远离毒源，站在上风处，用衣服等捂住口鼻，遮住裸露的皮肤，到达安全地点后，用流动水清洗身体裸露部分。

（5）乘客疏散撤离时，要留意车上、站台广播，服从车站工作人员的指挥，沿着指定的路线有序撤离，不要拥挤。

（6）发生事故时，可逃生的灯光和可呼吸的空气是最重要的。建议经常搭乘地铁的人在包里放几件小而轻的救生设备，如手电筒、防烟面罩等。

预防要点

（1）列车运行中发现可疑物时，应迅速利用车厢内的报警器报警，并远离可疑物，切勿自行处理。

（2）应文明乘车，听从指挥，维护乘车秩序。

（3）遇到危险时，不要贪恋财物。

八、列车事故

人为破坏、人畜违章进入行车安全区域、机动车抢越道口、行车设备损坏、自然灾害等原因都可造成列车停车、冲撞、脱轨等灾难性事故。

(一)列车脱轨的自救

(1)趴下来,抓住牢固的物体,并防止被其他硬物击伤。最好的位置是过道上,既方便逃离,也可以预防被车的冲击力抛动而受伤。

(2)发生事故的时候一定要抓住牢固物体,低下头,下巴紧贴胸前,双手抱头,以防止头部受伤。

(3)列车经过剧烈颠簸、碰撞,停止不动后,应迅速活动自己的肢体,如有受伤应先进行自救。车停下来后,车厢很可能起火,不要贸然在原地停留观察,应该打碎玻璃逃离车厢。

(4)发生事故逃生时,应用锤尖敲击车窗4个角的任意一个近窗框位置,尤其是上方边缘最中间的地方,钢化玻璃砸中间是没有用的。手持救生锤,以90°方向锤敲玻璃,如果是带胶层的玻璃,一般情况下不会一次性砸破,在砸碎第一层玻璃后,要再向下拉一下,将夹胶膜拉破才行。情况紧急时,可用高跟鞋鞋跟的尖锐部分或其他尖锐坚固的物品。

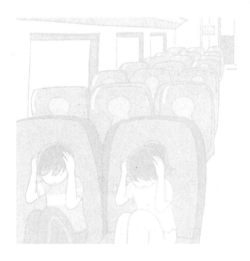

火车(轻轨)事故的应对

(二)列车失火的急救

(1)如果发生火灾,首先要冷静,切勿盲目跳车,否则无异于自杀。先尝试将现有明火扑灭，然后迅速冲到车厢两头相接处，找到链式制动柄，并顺时针用力旋转，使列车停住，或到车厢两头的车门后用力向下扳动紧急制动阀手柄，使列车停下。如果发现火势太大，应将随身携带的手帕、餐巾纸、衣物等用水或饮料浸湿，捂住口鼻，遮住裸露皮肤，顺列车运行方向撤离，因为在通常情况下，列车在运行中火势是向后部车厢蔓延的。

（2）在乘务人员疏导下有序逃离。运行中的旅客列车发生火灾，列车乘务人员在引导被困人员通过各车厢互连通道逃离火场的同时，还应迅速扳下紧急制动闸，使列车停下来，并组织人力迅速将车门和车窗全部打开，帮助被困人员向外疏散。

当起火车厢内的火势不大时，列车乘务人员应告诉乘客不要开启车厢门窗，以免大量的新鲜空气进入后，加速火势的蔓延。同时，组织乘客利用列车上的灭火器材扑救，还要有秩序地引导被困人员从车厢的前后门疏散到相邻的车厢。当车厢内浓烟弥漫时，要告诉被困人员采取低姿行走的方式逃离到车厢外或相邻的车厢。

（3）利用车厢前后门逃生。旅客列车每节车厢内都有一条长约20米、宽约80厘米的人行通道，还有通往相邻车厢的手动门或自动门，当某一节车厢内发生火灾时，这些通道是被困人员利用的主要逃生通道。火灾时，被困人员应尽快利用车厢两头的通道，有秩序地逃离火灾现场。

（4）利用车厢的窗户逃生。旅客列车车厢内的窗户尺寸一般为70厘米×60厘米，装有双层玻璃。在发生火灾时，被困人员可用坚硬的物品将窗户的玻璃砸破，通过窗户逃离火灾现场。

(三)不同位置乘客的自救

火车一旦发生事故，乘客在火车的各个不同位置应采取不同的自救措施。

（1）在车厢座位。火车发生倾斜、摇动、侧翻时，如果有足够的反应时间，就应该平躺在地上，面朝下，手抱后脖颈。背部朝火车引擎方向的乘客如果太晚接触地面，应该赶紧双手抱颈，努力缓和撞击。

（2）在走道。躺在地上，面部朝地，脚朝火车头的方向，双手抱在脑后，脚顶住任何坚实的东西，弯曲膝盖。

（3）在卫生间。应赶快坐在地上，背对着火车头的方向，弯曲膝盖，手抱后脑。

九、乘船事故

乘船过程中遇到的危险主要包括船体相撞、火灾、爆炸、风灾、下沉等。

应对要点

(1)船舶遇险时，要保持冷静，听从船上工作人员的指挥，并立即拨打应急救援电话。船上有救生衣(穿救水衣要像系鞋带那样打两次结)、救生圈的，要迅速穿好，没有救生衣可用其他漂浮物作为救生用具，要尽可能向水面抛投漂浮物，如大块泡沫、空木箱、船舱木板、木凳等。

(2)当船上发生火灾时，先发出警报，后用湿毛巾或湿棉织品捂住口鼻，向起火的上风位置逃避烟火。

(3)如船舶正在下沉，千万不要在倾倒的一侧下水，以防被船体压入水下难以逃生。跳水逃生前不要慌张，要观察船舶及周围情况，避开水上漂流硬物。

(4)跳水一定要远离船边，跳水的正确位置应该是船尾，并且尽可能跳得远一些，不然船下沉时涡流会把人吸进船底。

(5)穿救生衣跳水，应迎着风向跳，以免下水后遭遇漂浮物的撞击。要双臂交叠在胸前，压住救生衣，跳时要深吸一口气，用手捂住口鼻，眼望前方，双腿并拢伸直，脚先下水。不要向下望，防止身体向前扑进水里受伤。落入水中后，注意保持体温，可双脚并拢屈到胸前，两肘紧贴身旁，交叉放在救生衣上，使头部露出水面。

(6)落水后危急时刻应拨打119、110、120或发出SOS信号，报告位置与险情。

(7)不恋财物，甩掉重物。

(8)救溺水者要从后面去救，避免被抱住同沉。

(9)落入水中后要保持镇定。如遇水草缠身，切不可胡乱挣扎，否则会越陷越深，应用仰泳方式(两腿伸直，用手掌倒划水)按原路慢慢返回。或平卧水面，让两腿分开，用手解脱。也可寻找利器(如石头)割断水草。

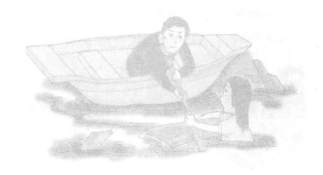

乘船事故的应对

预防要点

(1)乘坐有合法手续、安全救生设备齐全的船舶。

(2)查看天气预报，恶劣天气改乘其他交通工具出行。

(3)按乘船要求穿好救生衣，不要把易燃易爆有毒物品带上船。

(4)上下船要按序行进，不要拥挤、争抢，以免造成挤伤落水事故。

(5)不要在船上打闹、追逐，以防落水；不要拥挤在船舶一侧，以防船体倾斜发生事故。

十、飞机事故

乘飞机的安全系数最高，最快捷，最舒适，但一旦发生事故就很难挽回，影响巨大。航空事故往往是由机械故障、人为因素和恶劣气象造成的，处置不当极易酿成机毁人亡的严重灾难。

应对要点

(1)飞机失事前的预兆：发生机身颠簸；飞机急剧下降；机舱内出现烟雾；机身外出现黑烟；发动机关闭，一直伴随的飞机轰鸣声消失；高空飞行时发出一声巨响；舱内尘土飞扬等。若遇以上情况，应做好快速逃生急救的准备，保持冷静，竖直椅背，收回小桌板，确保逃生通道畅通。

(2)遇空中减压，应立即戴上氧气面罩。

(3)遇舱内出现烟雾，一定要把头弯到尽可能低的位置，屏住呼吸，用饮料浇湿毛巾或手帕捂住口、鼻后再呼吸，以弯腰或爬行的姿势迅速找到出口。

(4)遇飞机在海洋上空失事，要立即穿上救生衣。

(5)遇飞机紧急着陆和迫降，应保持正确的姿势：弯腰，双手在膝盖下握住，头放在膝盖上，两脚前伸紧贴地板。

(6)在飞机撞地轰响瞬间，要迅速解开安全带，朝着外面有亮光的出口全力逃生。切记听从机乘人员的统一指挥和安排。

(7)打开遮阳板，察看机内情形，确定逃生方向。

(8)摘下眼镜、项链、戒指、假牙，脱掉高跟鞋和尖锐物，防止戳伤。

预防要点

(1)尽量选择大航空公司的飞机，其性能好，安全有保障。

(2)选择直飞班机，避免意外，尽量不去战乱国，取道中立国。

(3)飞机最易发生危险是在起飞和降落的时候，因此起飞前要仔细看《安全须知》和乘务人员的演示，以保证碰到紧急情况时心中有数。飞行中应按要求系好安全带。

(4)不同机型的飞机的逃生门位置不一样，乘客上了飞机之后，要留意与自己座位较近的紧急出口，了解紧急出口的开启方法(一般机门上会有说明)。飞机万一失事，可能要在浓烟中找寻出口，把门打开。

［法律条文链接］

《中华人民共和国内河交通安全管理条例》
《中华人民共和国民用航空安全保卫条例》

第三节　中毒事件

一、液化气中毒事件

管道燃气、瓶装液化石油气发生泄漏可使人窒息，引发火灾甚至爆炸。液化石油气、人工煤气发生泄漏，还可导致人中毒。在密闭的居室内使用煤炉取暖、做饭容易发生煤气中毒。

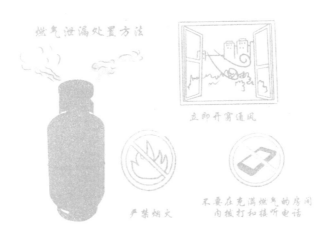

液化气中毒的应对

应对要点

（1）一旦发现燃气泄漏或着火，应迅速关闭燃气阀门；同时打开门窗进行通风换气。

（2）控制现场。一是严禁烟火；二是在现场不要开启或关闭任何电器开关；三是不要在充满燃气的房间拨打和接听电话。

（3）如果泄漏无法制止，应立即离开泄漏房间，拨打 110、119 报警或者拨打供气单位维修电话。

（4）立即使患者脱离窒息、中毒环境，开窗通风并注意为患者保暖。

（5）要让有自主呼吸能力的患者充分吸入氧气；对呼吸、心跳停止的患者，应立即采取心肺复苏术，并拨打 120 急救电话。让患者尽早接受高压氧治疗，以减少后遗症。

预防要点

（1）及时更换陈旧的液化气瓶。

（2）液化气气不足时，不能摇动气罐。

（3）不要自行安装、改装、拆除燃气设施。使用燃气时，注意看护，人员不能远离。

（4）定期检查燃气是否泄漏。在接头处、管件上涂肥皂水，看是否有气泡产生。经常查看连接灶具所用的胶管，若出现龟裂、老化等现象要及时更换。严禁用明火检查！

（5）不要将燃气管道暗埋或包裹，管道上不要悬挂和缠绕任何物品。

（6）使用与燃气气源适配的合格的燃气燃烧器具。使用具有经营许可资格的瓶装液化石油气经营企业提供的气瓶和气体。

（7）使用液化气后，必须关闸。若离开时间比较长，也应关闸。

二、农药中毒事件

农药中毒是指进入人体的农药超过最大忍受量，使人的正常生理功能受到影响，出现生理失调、病理改变等。主要症状有呼吸障碍、心搏骤停、休克、痉挛、激动、烦躁、不安、疼痛、肺水肿、脑水肿等。

应对要点

（1）吞服农药引起中毒的，吞服量较大时，一般应立即催吐或洗胃，而不要先用药物治疗。如吞服农药量较少或难于催吐，可采用硫酸钠导泻。

（2）眼睛被溅入药液或撒进药粉的，应立即用大量清水冲洗。冲洗时把眼睑撑开，一般要冲洗 15 分钟以上。清洗后，用干净的布或毛巾遮住眼睛休息。

（3）吸入农药，身体感到不适时，应立即到空气新鲜、通风良好的安全场所，脱去被农药污染的衣物等，解开上衣纽扣，松开腰带，使呼吸畅通。同时，用清水漱口，用肥皂水洗手、洗脸，注意身体保暖。

（4）农药沾染皮肤的，应脱去被农药污染的衣服，用清水及肥皂水（不要用热水）充分洗涤被污染的部位。洗涤后用洁净的布或毛巾擦干，穿上干净衣服并注意保暖。受敌百虫污染的，不能用肥皂水清洗，以免敌百虫遇碱后转化为毒性更高的敌敌畏。

（5）发生农药中毒时，应尽快让中毒者离开现场，并根据中毒者情况采取相应的急救措施，然后带上农药包装物或标签尽快就近送医院治疗。如果中毒者呼吸停止，应及时进行人工呼吸。对农药熏蒸剂中毒者只能给氧，禁止人工呼吸。

预防要点

（1）施洒农药时，人站在上风方向。

（2）若农药生产车间等人员聚集地方发生毒气中毒事故，救护者应戴好防毒面罩后再进入现场。

[法律条文链接]

《农药管理条例》

第四节　踩踏事故

踩踏事故是指在人员相对密集的场所如体育场馆、电影院、酒吧、商场、学校、彩票销售点、狭窄的街道、楼梯间等因为某个突发事件而突然惊扰或骚动，从而形成大规模的拥挤、骚乱，导致大量人员被挤伤、窒息或踩踏，并恶性循环的群体伤害意外事件。

一、遭遇拥挤的人群怎么办？

（1）发现拥挤的人群向着自己行走的方向拥来时，应该马上避到一旁，但不要奔跑，以免摔倒。如果路边有商店、酒店等可以暂时躲避的地方，可以暂避。

（2）不要逆着人流前进，那样非常容易被推倒在地。

（3）若身不由己陷入人群之中，一定要先稳住双脚。要远离店铺的玻璃窗，以免因玻璃破碎而被扎伤。

（4）遭遇拥挤的人流时，一定不要采用体位前倾或者低重心的姿势，即便鞋子被踩掉，也不要贸然弯腰提鞋或系鞋带。

（5）如有可能，抓住一个坚固牢靠的东西，例如路灯柱之类，待人群过去后，迅速而镇静地离开现场。

二、出现混乱局面怎么办？

（1）在拥挤的人群中，要时刻保持警惕，当发现有人情绪不对或人群开始骚动时，就要做好保护自己和他人的准备。千万留意脚下，不能被绊倒，以避免成为拥挤踩踏事件的诱发因素。

（2）当发现自己前面有人突然摔倒时，要马上停下脚步，同时大声呼救，告知后面的人不要向前靠近。

（3）若被推倒，要设法靠近墙壁。面向墙壁，身体蜷成球状，双手在颈后紧扣，以保护身体最脆弱的部位。

三、危急时刻如何保持镇定？

（1）在拥挤的人群中，一定要时时保持警惕，不要被好奇心理驱使去看热闹。

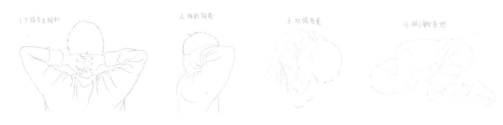

踩踏事故的应对

已被裹挟至人群中时，要和大多数人的前进方向保持一致，不要试图超过别人，更不能逆行。

　　(2)应有团队意识，因为组织纪律性在灾难面前非常重要，专家指出，心理镇定是个人逃生的前提，服从大局是集体逃生的关键。

预防要点

　　(1)在公众场合举止文明，不追逐打闹，不搞恶作剧，不拥挤，不起哄，不制造紧张或恐慌气氛。

　　(2)在人群中走动时，不能弯腰去捡东西，不能系鞋带，遇到台阶或楼梯时，尽量抓住扶手，防止摔倒。

　　(3)如果出现拥挤踩踏的现象，应及时联系外援，寻求帮助，赶快拨打110或120等。

［法律条文链接］

　　《中华人民共和国突发事件应对法》

第五节 环境污染事件

环境污染事件是指由于自然原因或人为原因突然发生的，导致污染物或放射性物质等有毒有害物质进入大气、水、土壤等环境介质，使生态环境破坏，并危及公众身体健康和财产安全，造成重大社会影响的事件。

环境污染事件主要包括大气污染、水体污染、土壤污染、固体废物污染等突发性环境污染事件和辐射污染事件。

环境污染事件具有公害性、潜伏性、长久性等特点。环境污染源主要有以下几种。

（1）工厂排出的废烟、废气、废水、废渣和噪音。

（2）人们生活中排出的废烟、废气、噪音、废水、垃圾。

（3）交通工具（所有的燃油车辆、轮船、飞机等）排出的废气和噪音。

（4）大量使用化肥、杀虫剂、除草剂等化学物质进行农田灌溉后流出的水。

（5）矿山废水、废渣。

（6）机器噪音，电磁辐射，二氧化碳污染。

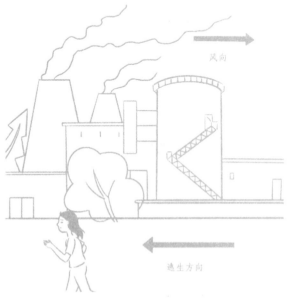

环境污染事件的应对

应对要点

(1)迅速远离污染源。无论是哪种有毒有害物质，首先要做的就是迅速撤离事故发生地。很多污染物尤其是放射性物质是看不见摸不着的，要克服好奇心理，在发生有毒气体、液体泄漏时，避免围观看热闹。

(2)采取必要的防护措施。如果发生有毒气体泄漏，有条件的可以佩戴防毒面具，条件不具备也要用干净的纺织物蘸水临时遮掩口鼻。如果有毒气体或液体可通过皮肤吸收中毒，应穿全密闭式防护服，没有防护服的情况下也应尽可能用橡胶之类的防护套，千万不要直接与污染源接触。

(3)简单应急处理办法。如果有皮肤接触，应立即脱去被污染的衣物，用肥皂水及清水彻底冲洗。如果眼睛接触，应立即用大量流动清水或生理盐水冲洗。如果不慎吸入有毒气体，应迅速脱离污染环境并到空气新鲜处。如果不慎误食，应马上给误服者漱口、饮水、催吐，并立即送往医院。

预防要点

(1)节约意识。养成节约的习惯，随手关灯关水，节约用水。尽量不使用一次性用品，尤其是要避免塑料制品的使用，减少白色污染。不使用一次性筷子，拒绝使用含汞的干电池。

(2)提倡绿色出行。多乘坐公共汽车、地铁等公共交通工具，与人合作乘车，环保驾车，或者步行、骑自行车等。减少碳排放，选择既节约能源、提高能效、减少污染，又益于健康、兼顾效率的出行方式。

(3)植树造林。绿化造林不仅能美化环境，调节空气湿度和城市小气候，保持水土，防风固沙，而且能在净化空气和减弱噪声方面起到显著作用。

[法律条文链接]

《中华人民共和国环境保护法》

第六节　危险化学品事故

危险化学品是指天然气、液化石油气、管道煤气、油漆稀释剂、汽油、苯、甲醇、氯乙烯、液氯(氯气)、液氨(氨、氨水)、二氧化硫、一氧化碳、氟化氢、过氧化物、氰化物、黄磷、三氧化磷、强酸、强碱、农药杀虫剂等。

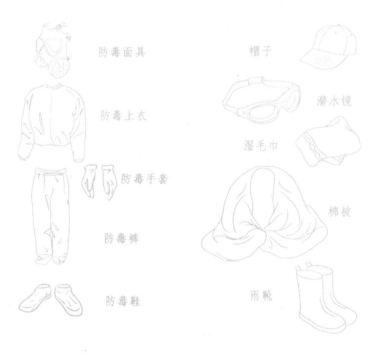

防护设备

应对要点

(1)救治。保持呼吸道畅通,有条件的可给予支气管解痉剂进行雾化治疗;对呼吸、心跳停止者立即施行人工呼吸和胸外心脏按压,有条件的可肌内注射呼吸兴奋药等,同时给氧。患者自主呼吸、心跳恢复后方可送医院。

(2)呼吸防护。在确认发生毒气泄漏或袭击后,应马上用手帕、餐巾纸、衣物等随手可及的物品捂住口鼻。如有水或饮料,可把手帕、衣物等浸湿。

最好能及时戴上防毒面具、防毒口罩。

（3）皮肤防护。尽可能戴上手套，穿上雨衣、雨鞋等，或用床单、衣物遮住裸露的皮肤。如已备有防化服等防护装备，要及时穿戴。

（4）眼睛防护。熟悉各种防护设备、用具的使用方法，尽可能戴上各种防毒眼镜、防护镜或游泳用的护目镜等。

（5）撤离。判断毒源与风向，沿上风或侧上风路线，朝着远离毒源的方向迅速撤离现场或就地躲避在建筑物内。

（6）冲洗。到达安全地点后，要及时脱去被污染的衣服，用流动的水冲洗身体，特别是曾经裸露的部分。眼内被污染者，用清水至少持续冲洗10分钟。

（7）救治。迅速拨打120急救电话，将中毒人员及早送医院救治。在等待救援时应保持冷静，尽量让中毒人员保持呼吸。

（8）食品检测。污染区及周边地区的食品和水源不可随便食用，必须经检测无害后方可食用。

［法律条文链接］

《危险化学品安全管理条例》

第七节　爆炸事故

爆炸，是指在极短的时间内，释放出大量能量，产生高温，并放出大量气体，在周围介质中造成高压的化学反应或状态变化，其破坏性极强。爆炸事故，是指由于人为、环境或管理等原因，物质发生急剧的物理、化学变化，瞬间释放出大量能量，并伴有强烈的冲击波、高温高压和地震效应等，造成财产损失、物体破坏或人身伤亡等的事故，分为物理爆炸事故和化学爆炸事故。

应对要点

(1)立即卧倒，趴在地上不要动，或手抱头部迅速蹲下，或借助其他物品掩护，迅速就近找掩蔽体掩护。

(2)卧倒时胸部、头部不要贴在地面上，因为爆炸时强烈的冲击波会使地面发生强烈的振动，正确的做法是用肘部接触地面，双手抱头，保持头胸部到地面有一个小小的空隙。

(3)双手抱头时，要闭眼、张口，顺带用肘部夹压住耳朵，以使耳膜所受的伤害最小。

(4)爆炸引起火灾、烟雾弥漫时，要做适当防护，尽量不要吸入烟尘，以防灼伤呼吸道。尽可能将身体压低，以手脚触地的方式爬到安全处。

(5)立即拨打报警电话110或119，如遇伤害，拨打救援电话120求助，或去就近医院救治。

(6)尽力帮助伤者，将伤者送到安全的地方，帮助伤者止血，等待救援机构人员到场。

(7)撤离现场时应尽量保持镇静，别乱跑，以防止再度引起恐慌发生踩踏，增加伤亡。

(8)剧毒、生化危险品爆炸时要尽快掩蔽，利用周边设施和随身携带物品遮掩身体和口鼻，避免或减少吸入毒气，遮盖裸露的皮肤，匍匐前进，尽可能逆风撤离，离开污染源和污染区域。

预防要点

（1）遭遇炸弹袭击时，不要惊慌、混乱，要听从专业人员指挥。

（2）爆炸过后，非专业人员不要前往事发地区，防止发生新的伤害事故。

（3）加强日常安全监测工作，一旦发现空气中的可燃气体、蒸汽或粉尘浓度达到危险值，就应采取适当的安全防护措施。

（4）要自觉学习引起物理性和化学性爆炸的知识，避免因缺乏常识引发爆炸事故。

（5）要有强烈的安全意识，加强对极易引发爆炸事故的隐患的排查，发现问题及时整改。

第八节　公共设施设备事故

一、实验室安全事故

实验室是人、财、物密集的场所，是高校开展科研、教学工作的重要基地和科研成果的主要产出地，同时也是高校安全事故易发生的地方。

（一）实验室火灾的应对

（1）发现火情，立刻启动应急预案，防止火势蔓延，迅速报告上级。

（2）确定火灾发生的位置，判断火灾发生的原因，如压缩气体、液化气体、易燃液体、易燃物品、自燃物品等。

（3）察看周围环境，判断是否有重大危险源分布及是否会带来次生灾难。

（4）按照应急处置程序采用适当的消防器材进行扑救。

（5）依据可能发生的危险化学品事故类别、危害程度和级别，划定危险区，对事故现场和周边区域进行隔离和疏导。

（6）视火情拨打 119 报警求救，安排人到路口引导消防车。

（二）实验室爆炸的处置

（1）实验室爆炸发生时，在确保自身安全的情况下必须及时切断电源和管道阀门。

（2）所有人员应听从临时召集人的安排，有组织地通过安全出口，或用其他方法迅速撤离爆炸现场。

（3）成立应急预案领导小组，负责安排抢救工作和人员安置工作。

（三）实验室中毒的应对

（1）首先将中毒者转移到安全地带，解开领扣，使其呼吸通畅。

（2）误服毒物中毒者，须立即引吐、洗胃及导泻。患者清醒而又合作时，宜饮大量清水引吐，亦可用药物引吐。对引吐效果不好或昏迷者，应立即送医院用胃管洗胃。

（3）重金属盐中毒者，先喝一杯含有几克硫酸镁的水溶液，并立即就医。不要服催吐药，以免引起危险或使病情复杂化。砷和汞化物中毒者，必须紧急就医。

（4）吸入刺激性气体中毒者，应立即将患者转移，离开中毒现场，给予 2% ~ 5% 碳酸氢钠溶液雾化治疗并吸氧。气管痉挛者应酌情给予解痉挛药物雾化吸入。应急人员一般应配置过滤式防毒面罩、防毒服装、防毒手套、防毒靴等。

（四）实验室触电的应对

（1）触电急救的原则是在现场采取积极措施，挽救伤者的生命。

（2）触电急救，首先要使触电者迅速脱离电源，越快越好。触电者未脱离电源前，救护者不可用手直接触及伤者。

（3）触电者脱离电源后，应视其神志是否清醒来决定下一步救助措施。神志清醒者，应就地躺平，严密观察，暂时不要站立或走动；如神志不清，应就地仰面躺平，且确保气道通畅，并以 5 秒时间间隔呼叫伤者或轻拍其肩膀，以判定伤者是否意识丧失。禁止摇动伤者头部呼叫伤者。

（五）实验室化学灼伤的应对

（1）强酸、强碱及其他一些化学物质具有强烈的刺激性和腐蚀作用，这些化学物质引起化学灼伤时，应用大量流动清水冲洗伤口，再分别用低浓度的（2% ~ 5%）弱碱、弱酸进行中和。处理后，再依据情况送医院处理。

（2）化学物质溅入眼内时，应立即就近用大量清水或生理盐水彻底冲洗。每一实验室楼层内都备有专用洗眼水龙头。冲洗时，眼睛置于水龙头上方，水向上冲洗眼睛，冲洗时间应不少于 15 分钟，切不可因疼痛而紧闭眼睛。处理后，立即送医院治疗。

预防要点

（1）加强安全教育和培训，提高实验室使用者和管理者的综合素质。

（2）完善相关的实验室安全操作制度。

（3）开展安全检查，及时排除安全隐患。

（4）修订应急预案。应急预案应该包括组织体制、应急措施、事故处理三个方面。

[法律条文链接]

《高等学校实验室工作规程》

二、游览车事故

随着经济和社会的发展以及人们生活水平的提高，节假日外出旅游的人越来越多。在旅游过程中，游览车发生的事故也频繁出现，给人们的生命财产带来了极大的危害。

应对要点

(1)立即组织抢救。应立即组织现场人员迅速抢救受伤的游客，特别是重伤者，并尽快让游客离开事故车辆。立即拨打电话呼叫120或拦车将重伤者送往距出事地点最近的医院抢救。

(2)立即报案，保护好现场。事故发生后，不要在忙乱中破坏现场，要设法保护现场，并尽快报告交通、公安部门(交通事故报警台电话为122)，以进行现场处置，并查清事故发生原因和责任。防止肇事司机逃逸。

预防要点

(1)增强安全意识。在预订车辆时要选择信誉好、安全有保障的旅游车队，并与其签订包括安全条款在内的有效合同；在团队出发前要提醒司机注意做好车辆安全检查，以保证良好的车况。

(2)安全行车。要与旅游车司机密切配合，做好安全行车工作；安排游览日程时，在时间上要留有余地，避免造成司机为抢时间、赶日程而违章超速行驶；用餐时提醒司机不要喝酒；司机开车时，不要与司机聊天，以免分散其注意力；不催促司机开快车；遇天气不好(下雪、下雨、起雾)、交通堵塞、路况不好，尤其是在狭窄道路、山区行车时，要主动提醒司机注意安全，谨慎行驶。

(3)注意天气变化。每天都要注意听取当地的气象预报，如遇到自然灾害或恶劣的天气(强台风、地震、洪水、泥石流等)、道路不安全等，应对日程安排加以调整或改变行程，以确保游客安全。

(4)遵守交通规则。行车时头、手不要伸出窗外，上下车、过马路注意安全，不闯红灯，不随便攀爬栏杆等。在很多国家和地区，车辆是靠左行驶的，和我国恰恰相反，要遵守当地交通规则，过马路时要特别注意车辆走向。

(5)杜绝超载。超载是造成交通事故的一个重要原因。如发现有超载现象，要坚决制止，要把安全放在首位。

第四章 | 公共卫生事件

公共卫生也称公众卫生，它涵盖疾病预防、健康促进等所有与公众健康有关的内容。高校校园内人员流动性较大，易发生食物中毒、传染病、突发公共卫生事件及不明原因疾病的暴发流行。

第一节 食物中毒

一、食物中毒概述

食物中毒是指食用真菌、细菌、动物性、植物性或化学性污染食品或误食有毒、有害物质引起的急性或亚急性疾病。食物中毒常因一次性大量地摄入有害物质而导致，具有发病急促、病情严重、群发性较强等特点，主要表现为腹痛腹泻、恶心呕吐等症状，多发生在夏、秋季。严重者甚至会出现全身中毒的症状。

二、食物中毒的常见类型

(一)细菌性食物中毒

细菌性食物中毒具有易发性、普遍性等特征，现已对人类健康造成严重的威胁。葡萄球菌、沙门菌属等是细菌性食物中毒的首要致病因素，随着人们生活水平的不断提高以及生活方式的多样化，也出现了许多新的病原菌。细菌性食物中毒的特点是发病急，一般在进食有毒食物后24小时内即发病，由于潜伏时间短，所以呈暴发性。腐败变质食品含有大量细菌，极有可能含有致病菌，并且经常会产生大量的有毒物质。因此，吃腐败变质的食品，极易导致食物中毒。

（二）真菌性食物中毒

真菌在谷物或其他食品中生长繁殖并产生有毒的代谢产物，人和动物食入这种被真菌污染的食品发生的中毒，称为真菌性食物中毒。一般来说，急性真菌性食物中毒潜伏期短，易出现上腹不适、呕吐、腹胀、腹痛、厌食，偶有腹泻等（镰刀形真菌中毒表现较突出）症状。

（三）动物性食物中毒

食入动物性有毒食品引起的食物中毒即为动物性食物中毒，其主要包括：①将天然含有有毒成分的动物或动物的某一部分当作食品，误食引起中毒；②误食在一定条件下产生了大量有毒成分的动物性食品，如鲐鱼。近些年，我国发生的动物性食物中毒主要是河豚中毒和鱼胆中毒。

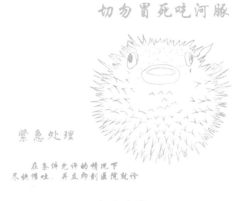

河豚中毒

动物性食物中毒的发病暴发性，潜伏期较短，多在摄食后数分钟到数天内发作。其临床表现多为消化道症状，不具传染性。

（四）植物性食物中毒

植物性食物中毒是指因误食有毒植物或有毒的植物种子，或烹调加工方法不当，没有把植物中的有毒物质去掉而引起的中毒，主要包括毒蘑菇中毒、四季豆中毒、桐油中毒、豆浆中毒、发芽马铃薯中毒等。

植物中的有毒物质种类繁多，毒性强弱差别较大，临床表现各异，救治方法也不同，因此，一旦发现食物中毒，应立即到正规医院诊治。

(五)化学性食物中毒

化学性食物中毒是指食入有毒化学物质或被化学物质污染的食物所引起的中毒，主要包括有机磷农药中毒、甲醇中毒、亚硝酸盐中毒、毒鼠强中毒、氨基甲酸酯类中毒、锌化物中毒等。化学性食物中毒的救治一定要快，因此一旦发现症状就要立即就诊。

三、食物中毒的应对与预防

应对要点

(1)及时宣传，使群众认识到食物中毒的危害。做好《中华人民共和国食品卫生法》及食物中毒预防卫生知识的宣传教育工作，通过新闻媒介及其他形式，及时地进行宣传。

(2)抓薄弱环节，对食堂进行整顿。重点加强学校食堂的食品卫生监督工作。深入食堂进行食品卫生的调查摸底工作，发现隐患，及时整改。

(3)加强卫生监督管理力度，降低食物中毒的发生概率。对食物经销单位，学校每年都要进行严格把控，坚持经常性检查与重点监督相结合的原则，加大管理力度。

预防要点

(1)食品在食用前进行高温杀菌是一种可靠的方法，其效果与温度高低、加热时间、细菌种类、污染量及被加工的食品性状等因素有关。

(2)日常食品中或多或少会残留细菌，为此，我们应避免食品在室温条件下长时间放置，不马上食用时，要放在低温处保存，这是必须采取的基本措施。

[法律条文链接]

《中华人民共和国食品卫生法》第五条：发生食物中毒或者疑似食物中毒事故的单位和接收食物中毒或者疑似食物中毒病人进行治疗的单位，应当及时向所在地人民政府卫生行政部门报告发生食物中毒事故的单位、地址、时间、中毒人数、可疑食物等有关内容。

《中华人民共和国食品卫生法》第十三条：造成食物中毒或者有证据证明可能导致食物中毒的食品生产经营单位、发生食物中毒或者疑似食物中毒事故的单位应当采取下列相应措施：

（一）立即停止其生产经营活动，并向所在地人民政府卫生行政部门报告；

（二）协助卫生机构救治病人；

（三）保留造成食物中毒或者可能导致食物中毒的食品及其原料、工具、设备和现场；

（四）配合卫生行政部门进行调查，按卫生行政部门的要求如实提供有关材料和样品；

（五）落实卫生行政部门要求采取的其他措施。

第二节 传染病

一、传染病概述

传染病是由病原体引起的，能在人与人、动物与动物以及人与动物之间相互传播疾病的总称。病原体在人群中传播造成传染病流行，对人民健康产和威胁，对国家经济建设及社会的稳定产生重大影响，这些都具有极大的危害性。近年来，传染病暴发在全球各地都时有发生，如传染性非典型性肺炎（SARS）、高致病性禽流感、甲型流感等。每种传染病都有其相应的病原体，包括病毒、立克茨体、细菌、真菌、螺旋体、原虫等。

二、常见的传染病

(一) 登革热

登革热是登革病毒引起，经蚊媒传播的急性传染病，严重者会出现登革出血热和登革休克综合征，病死率高。其主要症状表现为突起高热、头痛，全身肌肉、骨骼和关节痛，极度疲乏，出现皮疹，淋巴肿大及白细胞减少。潜伏期 3 ~ 14 天，但通常为 4 ~ 8 天。按世界卫生组织的分型标准，登革热分为典型登革热、登革出血热和登革热休克综合征三型。

蚊虫叮咬不但可引起登革热，不同种类的蚊子所携带的不同病毒、细菌、真菌螺旋体、原虫还可传播多种疾病。

(二) 霍乱

霍乱是因摄入的食物或水受到霍乱弧菌污染而引起的一种急性腹泻性传染病，其发病及传播快，属于法定甲类传染

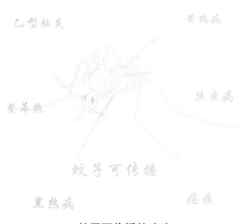

蚊子可传播的疾病

病。该病的症状为剧烈的腹泻、呕吐以及由此引起的脱水、肌肉痉挛,严重者导致循环衰竭和急性肾衰竭。

(三)流行性感冒

流行性感冒简称流感,是流行性感冒病毒引起的急性呼吸道传染病。潜伏期为 1~3 天,体现为突然起病的高热,头痛,肌肉痛,全身不适。上呼吸道卡他症状相对较轻或不明显,少数病例可有腹泻水样便。

(四)传染性非典型肺炎

传染性非典型肺炎,又称严重急性呼吸道综合征,是一种由变异冠状病毒引起的呼吸道传染病。潜伏期一般为 1~14 天,平均 5 天。起病急,变化快,肺部体征不明显,从起病至第 10 天进展至疾病高峰,如无并发症则逐渐平稳好转。呼吸道症状早期不明显或无,在中后期出现干咳、少痰,个别患者有血痰,可有胸痛,咳嗽或深呼吸时加重。如果不及时治疗,会导致死亡。

(五)病毒性肝炎

病毒性肝炎是一种由多种肝炎病毒引起的以肝脏病变为主的传染病。患者会出现食欲减退、恶心、上腹部不适、肝区痛、乏力,部分患者还会出现黄疸、发热。

(六)艾滋病

艾滋病又称获得性免疫缺陷综合征,由感染艾滋病病毒(HIV 病毒)引起。HIV 是一种能攻击人体免疫系统的病毒。它把人体免疫系统中最重要的 CD4T 淋巴细胞作为主要攻击目标,大量破坏该细胞,使人体丧失免疫功能。一般初期的症状如同普通感冒、流感样,表现为低热,淋巴结肿大,可通过母婴、血液及性行为传播。

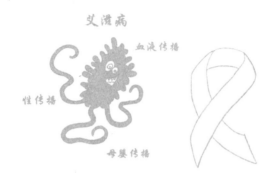

艾滋病的传播途径

（七）结核病

结核病是由结核分枝杆菌引起的慢性传染病，可侵及许多脏器，以肺部结核感染最为常见。其症状为低热、盗汗、乏力、食欲缺乏、消瘦、女性月经失调等；呼吸道症状有咳嗽、咳痰、咯血、胸痛，以及不同程度的胸闷或呼吸困难。

（八）狂犬病

狂犬病又名恐水症，是狂犬病毒所致的以侵犯中枢神经系统为主的急性人畜共患传染病。狂犬病通常由病畜咬伤传给人。其特征主要表现为特有的恐水、怕风、恐惧不安、咽肌痉挛、进行性瘫痪等。狂犬病的病死率几乎为百分之百。

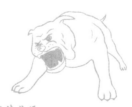

狂犬病的应对

(九)鼠疫

鼠疫是一种烈性传染病,俗称1号病。其症状表现为突发高热,伴有颜面潮红,结膜充血,恶心呕吐,头及四肢疼痛,皮肤、黏膜出血,继而可出现意识模糊,言语不清,步态蹒跚,呼吸衰竭和血压下降等。

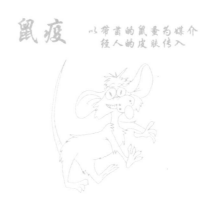

鼠疫

(十)流行性出血性结膜炎(红眼病)

红眼病是一种急性传染性眼炎,主要症状是眼部充血肿胀,有异物感,眼部分泌物增多。患了红眼病应及时就诊,使用抗病毒的滴眼液滴眼治疗,并告知他人注意预防。

(十一)流行性出血热

流行性出血热是由汉坦病毒引起的自然疫源性疾病,主要传染源为鼠类。其早期症状是发热,"三痛"(头痛、腰痛、眼眶痛),"三红"(颜面、颈、上胸部潮红),皮肤、黏膜出血及肾脏损害等。

(十二)甲型H1N1流感

甲型H1N1流感(简称甲流)为急性呼吸道传染病,主要通过空气传播,发病快,传染性强。人感染甲流后的早期症状与普通流感相似,包括发热(腋温大于等于37.5℃）、流涕、鼻塞、咳嗽、咽痛、乏力、头痛、肌肉痛等，有些还会出现腹泻、呕吐、咽部充血和扁桃体肿大，可发生肺炎等并发症。少数患者病情发展迅速，出现呼吸衰竭。妊娠期妇女、肥胖人群、儿童、老年人和原有基础疾病的人群易发展为重症病例。

目前，甲型H1N1流感的传播主要有三种途径：第一种是直接和患有猪流感的猪接触或者和所制的病猪产品接触。第二种是通过呼吸道的飞沫传播。有关资料显示，甲型H1N1流感病毒的传播范围是1.8米，因此看到别人打喷嚏，最好离远一点。同样，自己打喷嚏时最好用纸捂住口鼻，然后及时把手洗干净。第三种是直接或者间接接触污染物。

（十三）禽流感

禽流感是禽类流行性感冒的简称，是一种人禽共患的急性传染病。根据其致病性不同，禽流感可分为高致病性、低致病性和非致病性三大类。高致病性禽流感发病率和病死率都非常高。

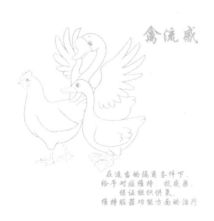

禽流感的应对

高致病性禽流感的早期症状与其他流感非常相似，主要表现为发热、流涕、鼻塞、咳嗽、咽痛、头痛、全身不适。部分患者可有恶心、腹泻、腹痛、稀水样便等消化道症状。患者体温多在39℃以上。一旦引起病毒性肺炎，可致多器官功能衰竭，病死率高。

（十四）病毒感染性腹泻

病毒感染性腹泻也称病毒性胃肠炎，是由肠道内病毒感染引发的，以腹泻、呕吐为主要临床特征的急性肠道传染病，并且常常引起胃肠炎。

三、传染病的预防

因为传染病的传播途径各不相同，所以预防策略也各有不同。

预防要点

（1）保持良好的个人及环境卫生。打喷嚏或咳嗽时应用手帕或纸巾掩住口鼻，避免飞沫污染他人；勤洗手，保持室内空气新鲜；均衡饮食，适量运动，充足休息，避免过度疲劳。

（2）保持良好的饮食卫生。学校食堂应严格贯彻执行《中华人民共和国食品卫生法》。

（3）少去人多的地方；避免交叉感染。

（4）注意环境卫生，开窗通风。

（5）按照国家规定和医生建议，按时接种传染病疫苗。

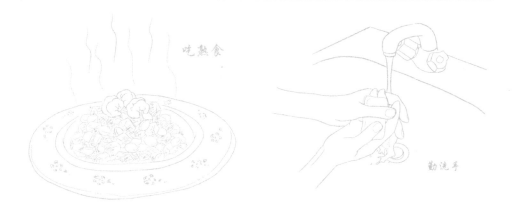

传染病的预防

［**法律条文链接**］

《中华人民共和国传染病防治法》第六十五条：地方各级人民政府未依照本法的规定履行报告职责，或者隐瞒、谎报、缓报传染病疫情，或者在传染病暴发、流行时，未及时组织救治、采取控制措施的，由上级人民政府责令改正，通报批评；造成传染病传播、流行或者其他严重后果的，对负有责任的主管人员，依法给予行政处分；构成犯罪的，依法追究刑事责任。

《中华人民共和国传染病防治法》第七十一条：国境卫生检疫机关、动物防疫机构未依法履行传染病疫情通报职责的，由有关部门在各自职责范围内责令改正，通报批评；造成传染病传播、流行或者其他严重后果的，对负有责任的主管人员和其他直接责任人员，依法给予降级、撤职、开除的处分；构成犯罪的，依法追究刑事责任。

第三节　人畜共患病

人畜共患病是由同一种病原体引发的，在人和动物之间自然传播的一种疾病。人畜共患病通过各种途径频繁突袭人类，多发生于兽医、牧民、屠宰或皮毛加工人员等人群，夏秋季发病多。

一、人畜共患病的常见类型

（一）炭疽

炭疽是由炭疽芽孢杆菌引起的一种人畜共患的急性传染病。世界动物卫生组织将其列为二类动物传染病。该病主要从皮肤侵入引起皮肤炭疽，引发病变，最常见的病变为全身性败血症、肿大呈黑色酱油样、血液凝固不全。患者死亡时常见鼻、口或肛门出血。该病主要由接触患病动物，并通过皮肤损伤、呼吸道或消化道等途径而感染，主要表现为皮肤型炭疽和肠道型炭疽。

家畜表现为最急性型、急性型、亚急性型和较少发生的慢性型。最急性型和急性型动物死前常无任何临床表现。亚急性型表现为进行性发热、精神不振、厌食、虚弱、衰竭、死亡。慢性型表现为局灶性肿胀、发热、淋巴结肿大，如有呼吸道阻塞，可引起死亡。

（二）口蹄疫

口蹄疫是由口蹄疫病毒引起的一种急性、热性、高度接触感染的传染病，世界动物卫生组织将其列为一类动物传染病。本病为人畜共患传染病，牛、猪、羊最易感染。

典型口蹄疫的症状是发热和在口腔黏膜、乳房以及动物蹄部皮肤上出现水疱，然后破溃形成烂斑，并在其他部位，如鼻端和四肢受挤压部位（尤其是猪）也出现水疱。临床症状的严重程度随毒株、感染剂量、动物年龄和品种、宿主的种类和免疫程度的不同而不同。幼畜常因多发性心肌炎而死亡，成年动物偶尔也有死亡。人偶尔因接触患病动物、饮食生乳或吃了未经充分消毒的病畜肉等可导致感染。

(三)猪链球菌病

猪链球菌病是由猪链球菌感染引起的一种人畜共患病，人主要通过皮肤伤口感染病菌而发病，严重者会导致死亡。人感染猪链球菌病会出现畏寒、高热、头痛、呕吐，皮肤有出血点、瘀点、瘀斑等症状。

二、人畜共患病的应对和预防

人畜共患病主要来自动物及动物源性食物。由于近年来发病率不断提高，人畜共患病已经成为公共卫生的主要问题。面对人畜共患病，我们应加强饲养管理，搞好猪圈等饲养环境的卫生；对被猪链球菌病病猪污染的猪舍、污染物及其环境等进行彻底消毒。尽量做到不吃病死畜和饮食生乳。对发生疫情的地区应及时进行疫苗接种。要及时开展健康教育，提高防病意识和能力。

预防要点

(1)发现患有人畜共患病或者疑似人畜共患病的动物，应及时向当地动物防疫监督机构报告。

(2)严格进行动物检疫，切断传播途径。

(3)对污染水体、污染衣物、污染房间以及患者与病畜的排出物进行全面消毒。

(4)加强环境卫生的管理，提高公共卫生水平。

(5)加强健康教育，从事饲养和屠宰的工作人员要保持工作服、用具清洁，要注意个人防护，定期进行健康检查，防止人员感染。

[法律条文链接]

《中华人民共和国动物防疫法》

《中华人民共和国传染病防治法》

《重大动物疫情应急条例》第二十八条：国家对重大动物疫情应急处理实行分级管理，按照应急预案确定的疫情等级，由有关人民政府采取相应的应急控制措施。

《重大动物疫情应急条例》第二十九条：对疫点应当采取下列措施：

（一）扑杀并销毁染疫动物和易感染的动物及其产品；

（二）对病死的动物、动物排泄物、被污染饲料、垫料、污水进行无害化处理；

（三）对被污染的物品、用具、动物圈舍、场地进行严格消毒。

《重大动物疫情应急条例》第三十条：对疫区应当采取下列措施：

（一）在疫区周围设置警示标志，在出入疫区的交通路口设置临时动物检疫消毒站，对出入的人员和车辆进行消毒；

（二）扑杀并销毁染疫和疑似染疫动物及其同群动物，销毁染疫和疑似染疫的动物产品，对其他易感染的动物实行圈养或者在指定地点放养，役用动物限制在疫区内使役；

（三）对易感染的动物进行监测，并按照国务院兽医主管部门的规定实施紧急免疫接种，必要时对易感染的动物进行扑杀；

（四）关闭动物及动物产品交易市场，禁止动物进出疫区和动物产品运出疫区；

（五）对动物圈舍、动物排泄物、垫料、污水和其他可能受污染的物品、场地，进行消毒或者无害化处理。

第四节 用药安全

如今药品市场上各式各样的药品、保健品、医疗器械琳琅满目，用药安全与广大群众的生活息息相关。那么如何正确认识安全用药呢？药品是用于治疗疾病的一种物质，要做到安全用药，首先必须在医师或药师的指导下使用，并详细阅读药品使用说明书，注意药品的用量、服用时间、成年人或小孩需要如何服用，同时还需要注意用药禁忌和不良反应的提示，以及药品的有效期和储藏条件。

一、假药和劣药的辨别

有下列情形之一的药品按假药处理：

(1)国务院卫生行政部门规定禁止使用的。

(2)未取得国家批准文号生产的。

(3)变质不能药用的。

(4)被污染不能药用的。

有下列情形之一的药品为劣药：

(1)药品成分的含量与国家药品标准或者省、自治区、直辖市药品标准规定不符的。

(2)超过有效期的。

(3)其他不符合药品标准规定的。

二、用药安全

用药安全主要包括药品的购买、储存、调剂、医生处方、医嘱、药物使用以及使用后观察等各个环节，涉及药师、医师、护士等多个职种以及患者本人，需要通过各方面共同努力，确保用药安全。

预防要点

(1)应仔细阅读药品使用说明书中的日期、慎用、忌用、禁用和剂量、次数以及不良反应等内容。在进行各项药物治疗时，必须严格按照规定操作进行。

（2）注意用药量。若在医院开药，必须按医师的指示服药，不得随便改动。若自购药品使用，一般可按说明书用药，但要在允许剂量范围内，根据年龄和体质状况适当掌握剂量。对不熟悉或未曾用过的药品最好先从小剂量开始，边用边观察，根据情况可做适当调整。

（3）使用药物期间，应密切观察病情发展，发现异常情况，及时处置。

（4）服药要用温白开水。如果用茶水送服，可能会使酸碱中和，失去药效。果汁中含有酸性物质，可使许多药物提前分解或使糖衣提前溶化，不利于胃肠吸收。

（5）用药不宜喝酒。酒有强烈的刺激性，药中的成分能和酒精发生反应，使药效降低或产生某些对人体有害的物质。

（6）注意服药时间。餐前服药是指在饭前 30 ~ 60 分钟服药。餐中服的药主要是二甲双胍、阿卡波糖、酵母片等降糖药。餐后服药是指在饭后 15 ~ 30 分钟后服药。对胃有刺激性的药物，如阿司匹林、水杨酸钠等需在饭后服用。睡前服药是指在睡觉前 30 分钟左右服药，像催眠药、缓泻药、驱虫药、抗过敏药等适合睡前服用。

（7）服用抗生素应忌酒。对于服用抗生素类药物的患者来说，少量饮酒或饮用含酒精性饮料，都有可能出现头痛、呕吐、心悸、呼吸困难等症状，严重者甚至可能出现呼吸抑制、心肌梗死、休克、急性心力衰竭等状况。

（8）区别慎用、忌用和禁用。慎用，指的是用药时应小心谨慎，使用药物后，应注意观察。若出现不良反应，应立即停药，心、肝、肾功能低下者，尤应注意。忌用，就是指避免使用或最好不用。如有些患者在服用某些药物后，可能引起明显的副作用。若非用不可，则须同时应用能对抗或减弱其副作用的药，以将不安全因素减到最低。家庭用药时，凡是忌用药品最好都不用。禁用，就是绝对禁止使用。对禁用药品，可以说无任何选择余地。因为患者一旦服用，就会出现严重的不良反应或中毒。

（9）认真阅读特异体质与特殊人群用药须知，并不折不扣地执行用药规定。

（10）仔细识别药品的有效期限。①直接标明有效期为某年某月某日，如标明有效期为 2020 年 10 月，即指该药可用到 2020 年 10 月 31 日。②直接标明失效期为某年某年某日，如标明失效期为 2019 年 9 月 30 日，即表示此药可用到 2019 年 9 月 29 日。③只标明有效期的年份，此种表示方法需根据药品批号计算。如标明有效期 3 年，批号为 20160514，即从批号的下个月 1 日算起，即该药可用到 2019 年 5 月 31 日。

[法律条文链接]

《中华人民共和国药品管理法》第七十二条：未取得《药品生产许可证》《药品经营许可证》或者《医疗机构制剂许可证》生产药品、经营药品的，依法予以取缔，没收违法生产、销售的药品和违法所得，并处违法生产、销售的药品（包括已售出的和未售出的药品，下同）货值金额两倍以上五倍以下的罚款；构成犯罪的，依法追究刑事责任。

《中华人民共和国药品管理法》第七十三条：生产、销售假药的，没收违法生产、销售的药品和违法所得，并处违法生产、销售药品货值金额两倍以上五倍以下的罚款；有药品批准证明文件的予以撤销，并责令停产、停业整顿；情节严重的，吊销《药品生产许可证》《药品经营许可证》或者《医疗机构制剂许可证》；构成犯罪的，依法追究刑事责任。

《中华人民共和国药品管理法》第七十四条：生产、销售劣药的，没收违法生产、销售的药品和违法所得，并处违法生产、销售药品货值金额一倍以上三倍以下的罚款；情节严重的，责令停产、停业整顿或者撤销药品批准证明文件、吊销《药品生产许可证》《药品经营许可证》或者《医疗机构制剂许可证》；构成犯罪的，依法追究刑事责任。

《中华人民共和国药品管理法》第七十五条：从事生产、销售假药及生产、销售劣药情节严重的企业或者其他单位，其直接负责的主管人员和其他直接责任人员十年内不得从事药品生产、经营活动。

第五章 | 社会安全事件

　　随着社会的发展和进步，越来越多的在校大学生在课余时间投身社会实践，他们或从事家教、网络兼职，或进行各种形式的户外活动，有效地提高了自己的综合素质。但是，由于他们社会经验不足，缺乏安全防范意识，经常上当受骗，有些甚至危及生命安全。

第一节　经济安全事件

一、涉传销事件

　　传销是指组织者或者经营者发展人员，以其直接或者间接发展的人员数量或者业绩为依据计算和给付报酬，或者要求被发展人员以交纳一定费用为条件取得加入资格，引诱、胁迫参加者继续发展他人参加，骗取财物等方式牟取非法经济利益，扰乱经济秩序，影响社会稳定的违法行为。

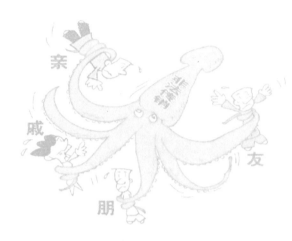

传销

应对要点

(1)一旦被骗入了传销组织，千万要保持头脑清醒，不能让传销组织洗脑。

(2)暂时不要做无谓的反抗，传销组织会有人 24 小时监视你，出来肯定是不行的，强行抵抗的话，会遭到殴打，甚至有生命危险，所以要假装融入这个"大家庭"，让监视你的人放松警惕且信任你之后，再找机会逃离。

(3)时刻观察周围的环境，掌握传销组织的日常活动规律，记住地址，等待机会报警，熟悉逃跑的路线，或者摸清传销组织的一些其他规律。

(4)不要轻易地骗自己的亲人和朋友，不要祸及他人，否则会越陷越深。

(5)尽量保管好手机、身份证、银行卡等物品，不要落入传销组织手中。

预防要点

(1)不要相信天上掉馅饼，也不要相信一本万利的生意。

(2)不能感情用事，传销的一般模式是找熟人、朋友、亲人、恋人参加，不要因朋友感情害了自己，害了他人。

(3)不能轻信，仔细思考判断，正规的公司都有资质和信用体系。

（4）要保持健康心态，树立正确的人生观、价值观和择业观。戒除急功近利心理，立足个人实际，诚信做人，诚实劳动，勤劳致富，自觉抵御传销歪理邪说的诱惑，树立防骗意识。对亲朋好友和同学游说外地"有份高薪工作"应保持高度警觉，以免上当受骗。

（5）要理性消费，尽量不要在网络借款平台借款和分期购物平台购物，并保护好自己的个人身份信息，切勿将自己的身份信息借给他人借款或购物，同时提高自我保护意识，当有危险或被不法分子威胁时，要学会用正当手段或者法律武器保护自己。

（6）要认真学习国务院《禁止传销条例》等有关法律法规和国家的方针政策，增强对传销本质、形式和欺骗性、危害性、违法性的认识和了解，不断提高识别能力，增强防范意识，防止不学法、不懂法而误入传销陷阱。

[法律条文链接]

《禁止传销条例》

二、涉赌事件

赌博是一种丑恶的社会现象，是指以金钱或者金钱以外有经济价值的物品做台面的抵押，通过各种形式的输赢较量后而使得上述抵押物品在报注人之间有所更易或转移的一种行为。换言之，赌博就是利用赌具以钱物作赌注，以占有他人钱物为目的的违法犯罪行为。

应对要点

（1）很多赌博成瘾、陷入赌博深渊的人都是从带点"小刺激"开始的，时间久了，就会上瘾，要防微杜渐，分清娱乐和赌博的界限。

（2）杜绝赌博中的赢一场就收手的侥幸心态，很多人就是因为这种侥幸心理而深陷赌博泥潭之中无法自拔。

（3）不能因顾及朋友、同学的情面或者盛情难却就参与赌博，要提高警惕，找理由推脱。要远离有赌博倾向和嗜好的同学、朋友和亲属。

预防要点

（1）从思想上认识到赌博的违法性，严格要求自己，养成遵纪守法的优良习惯。

（2）认识到赌博的严重危害性，培养有益身心健康的兴趣爱好，多参加积极健康的业余活动。

（3）青少年接受新兴事物快，经常接触网络，容易慢慢陷入网络游戏赌博。网络游戏赌博带有刺激性、新鲜性，青少年自制力差，远离父母监管，容易上瘾。要有远离网络游戏、杜绝网络赌博的强烈的思想意识，培养自己对赌博的免疫能力。

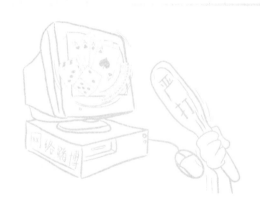

网络赌博

[法律条文链接]

《中华人民共和国刑法》第三百零三条：以营利为目的，聚众赌博或者以赌博为业的，处三年以下有期徒刑、拘役或者管制，并处罚金。开设赌场的，处三年以下有期徒刑、拘役或者管制，并处罚金；情节严重的，处三年以上十年以下有期徒刑，并处罚金。

《中华人民共和国治安管理处罚法》第七十条：以营利为目的，为赌博提供条件的，或者参与赌博赌资较大的，处五日以下拘留或者五百元以下罚款；情节严重的，处十日以上十五日以下拘留，并处五百元以上三千元以下罚款。

三、大学生打工助学被骗

大学生在暑假期间走入社会，进行勤工助学，不仅可以增加收入，减轻父母负担，而且能将课本知识与社会实践相结合，锻炼能力，培养吃苦耐劳的精神，为毕业后融入社会打下基础。但大学生们缺乏社会经验，容易上当受骗。

提防黑中介

应对要点

（1）提防黑中介骗取中介费。中介费本来是合理的收费，利用信息挣钱也是合法的，但一些非法黑中介只收钱，不介绍工作，或者找单位当"托"，欺骗求取者。更有甚者，打一枪换一个地方，等别人交了钱后连人都找不到了。

（2）拒交各种押金、保证金。一些用人单位会要求大学生支付押金，承诺交了押金后就可以上班，但之后又以人员已满等各种借口要求大学生等消息，而且拒绝返还押金，最后就没有音讯了。有的单位收取保证金，称以此"保证"学生按要求上班，并答应在打工结束后归还，可是到了结算工资的时候，保证金却不见踪影。

（3）远离传销。传销公司一般先安排学生以销售人员的名义上岗工作，然后公司让学生交纳一定的提货款，再让学生去哄骗他人。有的同学在高回扣的诱饵下，甚至去欺骗自己的同学、朋友。上当之后又往往骑虎难下，最终只得自己白搭上一笔钱。

(4)不要轻信到外地上岗。对非法中介或私招滥雇者为外地企业或总公司某某外地分公司、分厂的高薪招聘，不论其待遇多好，求职者千万要保持清醒的头脑和高度的警惕，不要轻信他人的口头许诺。

(5)签订书面协议要慎重。有些单位以种种借口拒绝与学生签订书面"协议书"，使他们打工结束后，因没有书面协议，无处可讨劳务费。有的单位在协议里为自己规定的权利很多，而给大学生的权利很少，这样的协议要谨慎对待，要求其权责明确。

(6)去娱乐场所打工要小心。一般来说，这类行业大都以高薪来吸引求职者，工种有代客泊车、导游、陪练等。青年学生到这种场所打工往往容易上当受骗。

(7)干家教谨防骗色。一些不法分子以高薪聘请家教、秘书等名义把目光瞄上涉世不深、找工作心切的大学生。一不小心落入陷阱后，青年学生轻则失身，重则危及生命。要增强分辨能力和防范意识、法律意识，不要贪小便宜，外出时要结伴，坐车要记车号；要经常与家人、朋友、同学保持联系，准确告知家教或工作地点。

(8)拒交培训费。有的骗子在面试学生后，通常会要求他们参加公司的上岗培训，并交纳高额培训费。有的虽然会进行一些培训，发放培训资料、光盘等，但这些资料与考试内容无任何关系，有的甚至根本不培训。正规企业的岗前培训都是免费或者带薪的，劳动合同法也对企业培训、培训费及服务期有所规定。

(9)警惕兼职翻译、兼职抄写陷阱。①兼职翻译。网上经常会有找兼职翻译的，拿出一段文章给应聘者翻译，但当学生把翻译好的文字发过去后便如断线风筝般没消息了。工作前试翻译当然也是应该的，但事实上有些不诚信的公司根本没有招人的打算，只是为了骗取免费的劳力，它们将一篇东西分成多段来给应聘者做，待一段段翻完了再拼凑在一起，以节省人工和费用。②兼职抄写。请先看看这份兼职抄写员的合同条款：抄写一份材料可得1元，每天需抄50份，不得请人代抄。字迹不工整，有错别字、涂改等，均无效。其实，这份合同暗藏了3个陷阱：每抄完一份材料大约需要15分钟，这意味着学生每天至少要工作13个小时才能完成50份的任务。此外，公司给出的样本材料本身就有许多错别字，即使学生依葫芦画瓢仍会出错。字迹工整与否是由经理主观认定的，这无疑给用人单位留下了把柄。当学生察觉受骗决定退出时，却要按照合同交纳保证金和违约金。

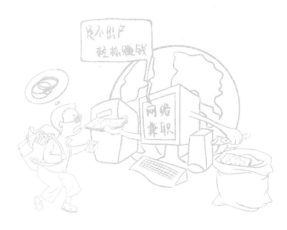

小心网络兼职

预防要点

（1）学生在应聘前要研究清楚应聘岗位的工作内容和性质，不要被高薪所迷惑。大学生打工首先应看该职介中心是否有《职业介绍许可证》和工商部门颁发的营业执照。正规中介机构除具有中介许可证之外，一般会将营业执照悬挂在大厅等较显著位置。

（2）任何招聘单位以任何名义向求职者收取抵押金、保证金等行为，都是非法行为。求职者遇到此类情况要坚持拒交并举报，以确保自己的合法权益不受侵害，而且坚决不要抵押任何证件。

（3）大学生打工一定要与用人单位签订权责明确的书面协议书。

[法律条文链接]

《中华人民共和国劳动合同法》第九条：用人单位招用劳动者，不得扣押劳动者的居民身份证和其他证件，不得要求劳动者提供担保或者以其他名义向劳动者收取财物。

四、大学生校外租房危险

随着社会生活水平的不断提高，越来越多的大学生或为了更好地学习，或为了生活自由，行为不受干扰，选择在校外租房住，但这往往会存在很多安全隐患。

应对要点

(1)租赁房屋需要验明房屋的产权证和房主本人的身份证，以确认是否有权租赁房屋。

(2)了解房屋邻居都是什么人，是否会影响以后的居住。

(3)明确房屋的相关配套(水、电、煤气、物业、采暖、有线电视、宽带、电话)费用由谁承担并确认现在的缴费情况。

(4)在房屋押金的问题上需在合同内约定什么情况下返还，什么情况下不返还。

(5)在房屋租赁合同内约定如房屋出现漏水、室内用品损坏等问题由谁负责。

(6)在房屋租赁合同内约定租金、付款的时间、租赁的时间、租赁的期限等。

预防要点

(1)高校应建立规范的服务体系，做好学生校外住宿管理。学校学工部与各学院应成立专门的管理机构，加强教育管理，做好学生校外住宿登记工作，做好校外住宿学生的监管，明确每个学生住在校外的具体地址，定期进行检查走访，对这些学生加强思想政治教育，引导他们搬到学校居住。另外，学校应与社区、居委会、派出所、家长等方面加强联系，加强联合管理。

(2)健全学生校外租房审批制度。对于有特殊原因确实要到校外租房的学生，学校应健全校外租房审批制度，只有学生提出申请，征得家长同意，经过层层审批，签署校外租房相关的安全承诺书之后才能到校外租住，而且要保证遵守学校的管理和教学制度，并定期向辅导员汇报情况。

(3)加强宿舍建设，引导学生集体住宿。从硬件、软件两方面加强对宿舍的建设。在硬件上,高校应根据实际情况逐渐改善校舍的条件,满足绝大部分学生的需要;在软件上,宿舍管理部门要转变观念,强化服务意识,健全管理制度,加强对宿舍管理队伍的培训,提高管理者的素质。可以开展丰富多彩的宿舍文化活动,吸引学生参加,引导学生到集体宿舍住宿。

(4)应加强与周边社区、居委会、派出所的联系和沟通。因为学生为了方便,大部分会选择靠近学校的社区,所以学校非常有必要加强与这些部门的联系,以便对学生校外租房情况有一个总体的把握,及时发现并解决学生租房过程中出现的安全问题,保持信息通畅,形成信息交流制度,加强管理。

面对学生校外租房的情况,应该用客观的态度来看待,宜疏不宜堵,要用更加科学、人性化的管理制度来引导学生在校内集体住宿。同时,还要逐步建立规范化的管理体系,做好校外住宿管理,保证学生在校期间的安全。

[法律条文链接]

《中华人民共和国侵权责任法》

五、就业陷阱

大学生就业陷阱是指招聘单位、其他机构或个人,利用大学生的弱势地位(如社会经验不足、自我保护意识差、就业竞争激烈等),以提供就业机会为诱饵,采用违法悖德等手段,与大学生达成权利与义务不对等的各类就业意向(协议),以侵害大学生合法权益的现象。

应对要点

(1)不要相信天上掉馅饼,对无端高薪要怀疑。对那些给一个助理、实习生一上班就开 8000~10000 元月工资的企业,千万要慎重,哪个企业的钱都不是捡来的,开这么高工资对企业成本来说是不现实的。

(2)不能乱"投医"。找工作很容易,但想找各方面都合适的工作很难,不要想着一开始就能找到满意的工作,找不到工作也不能乱了阵脚,心一乱就容易出错,就容易遭遇陷阱。

(3)"找马"好心态。梦想要有,面包也要有,饿着肚子谈梦想是不现实的,所以在作职业规划时,要有目标,并一步步地向着目标前进,但不要想着一口吃个胖子，可以先找个合适的工作，再寻求更好的机会。

(4)要自信但不要自大。高不成、低不就是很多应届毕业生就业难的原因，理想很丰满，现实很残酷。

(5)面试留个心眼。面试前可以通过各种方式查一查公司的真实性，以免遇到李鬼公司，多与亲人朋友联系，让大家知道你的行踪。

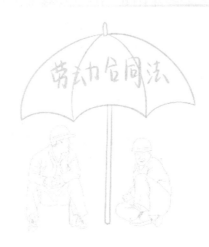

依法就业与维权

预防要点

(1)依法就业与维权。依法择业，依法求职，依法从业，依法求偿，依法维权，不贪便宜，不走旁门左道，不迷信所谓的关系，相信实力，不迷信金钱买路，不给骗子留下机会，有效防范就业风险。

(2)通过正当渠道获取并多途径验证就业信息。求职时应注意通过正规途径，如各省高校毕业生就业信息网、各级政府网站、学校就业指导中心网站、知名企业网站等获取信息，不要轻信街头广告、不熟悉的手机短信、即时通信软件等发布的就业信息。要通过上网查询、电话咨询、找亲友打听等多种渠道了解发布者、具体要求、待遇等详细内容的真实性，做好安全防范措施。

(3)注意保护个人信息安全。应该在正规的人才招聘网站投递简历，不可随意公布个人的详细信息。登记联系方式时，一般预留本人手机号、电子邮箱就可以了，如要求填写固定电话，可以填写辅导员办公室的固定电话，不可随意填写家人姓名与联系方式。不要采取"天女散花"的求职方式，对不信任的、不规范的公司不要随便递简历。

（4）谨防面试风险。求职面试要注意安全，要将面试的时间和地点清楚地告诉家人、朋友、同学或老师，遇到非正常上班时间面试、面试地点偏僻等情况更应引起警觉；初次面试尽量不饮用对方提供的饮料；注意观察面试者的言行举止，如其闪烁其词、言行暧昧，应立即离开；如需提交证件，只能交复印件并注明用途而不应给原件；女性毕业生求职面试时，最好有友人相伴。

（5）防止资金被骗。要时刻提醒自己，不缴不知用途的款，不购买自己不清楚的产品，不将证件及信用卡交给公司保管，不随便签署文件，不为薪资待遇不合理的公司工作。对于优厚的工作待遇，应时刻保持警惕，不要相信"天上掉馅饼"的好事，不要有占便宜的想法，不迷信通过花钱疏通关系，拒收非诚实劳动所得，不给骗子可乘之机，这在很大程度上可以规避资金被骗的风险。

（6）签订劳动合同。在决定与用人单位签订劳动合同时，一是要签订书面合同，不要相信口头承诺。二是检查合同字句是否准确、清楚、完整，不能用缩写、替代或含糊的文字表达。三是注意审核劳动合同期限、工作内容、劳动保护、劳动条件、劳动报酬、社会保险和福利、劳动纪律、劳动合同终止的条件、违反劳动合同的责任等主要内容是否清楚明白、公平合理，是否符合劳动法的规定。

（7）"一坚持，四对照"，防止试用期陷阱。《中华人民共和国劳动法》关于试用期的规定主要包括：①试用期不得超过 6 个月，同一用人单位与同一劳动者只能约定一次试用期；②劳动者在试用期内，可以随时通知用人单位解除劳动合同，并且无须承担违约责任；③试用期内所享有的权利与试用期满后的权利一致；④试用期的工资不得低于本单位相同岗位最低档工资或者劳动合同约定工资的百分之八十，并不得低于用人单位所在地的最低工资标准。可根据以上规定，防范试用期陷阱。"一坚持"就是要坚持在上岗前签订书面正式劳动合同，试用期也必须签订劳动合同，没有正式合同便没有试用期，没有正式合同或者合同不规范的试用期存在较大风险。"四对照"包括：第一，对照试用期时限和试用期工资待遇是否符合劳动法或者当地政策规定。

第二，对照单位是否及时签订合同，如果总是借故不签合同，就可能存在"空口无凭"的风险。第三，对照解除合同的条件约定是否清晰明白或暗藏不平等条款。第四，对照用人单位是否为就业者购买养老、失业、医疗、工伤与社会保险。如果不愿意或者没有购买，就存在风险。

第二节　群体性事件

一、球场骚乱事件

球场骚乱是一种破坏性的违反纪律的行为，主要发生在足球竞赛中，有时在其他运动竞赛中也会发生，和运动本身并没有直接关系。在人群密集的体育场内，球迷之间相互暗示、模仿及强化就会引起相似或相同的感情共鸣，一旦情绪感染使人感情冲动，丧失理智，便会削弱个人的责任感和社会控制力，破坏现有的社会规范，表现出一些过火的举动，如狂呼口号、慷慨激昂、发泄一番甚至寻衅闹事。在观看足球、篮球、排球等大型比赛时，若发生球迷骚乱，极易造成群死群伤的严重事件，产生不良的社会影响。

应对要点

（1）遇到少数人起哄、煽动闹事时，不要盲目跟从。

（2）周围人群处于混乱时，应选择安全地点停留（如待在自己的座位上），以保证自己不被挤伤。

（3）不要在看台上来回跑动，要迅速、有序地向自己所在看台的安全出口疏散。

（4）远离栏杆，以免栏杆被挤折而伤及自身。

（5）不要在看台上拥挤或翻越栏杆，以免造成人员伤亡。

（6）疏散时应注意礼让和保护老人、儿童、妇女等弱势群体。

预防要点

（1）作为球迷或观众，应遵守社会公德，情绪激动、欢呼雀跃等行为必须是有节制的，无节制的欢呼或指责行为会引发骚乱事件。

（2）各团体与体育协会要开展安全文化宣传、教育，约法立章，严明纪律，避免出现不理智行为。

（3）举办方应在赛前、赛中、赛后加强安保工作。

二、涉"黄"事件

"黄"指卖淫嫖娼，贩卖或者传播黄色信息等违法犯罪现象。

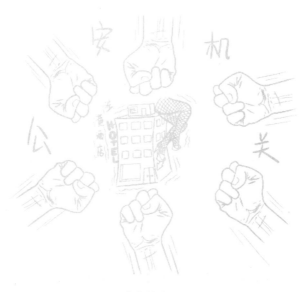

涉黄的应对

应对要点

(1)大学生正是青春萌动时期，尤其是男性对女性充满好奇，要学习心理卫生和性知识，多参加体育运动，多参加健康的社会交流活动，培养阳光乐观开朗的心态。

(2)如果有一些轻微的染"黄"现象和行为，也要通过自我调整，加强自律，主动矫正不良的行为和思想。

预防要点

(1)公众对于淫秽物品要坚决做到不看、不传，更不能走私、制作和贩卖，要有明确的法制意识。

(2)要做到洁身自好，读好书，结交正能量的好友，多参加积极健康的文艺活动和社会活动，抵制腐朽文化，防止低级思想的影响。

[法律条文链接]

《中华人民共和国刑法》第三百六十四条：传播淫秽的书刊、影片、音像、图片或者其他淫秽物品，情节严重的，处两年以下有期徒刑、拘役或者管制。组织播放淫秽的电影、录像等音像制品的，处三年以下有期徒刑、拘役或者管制，并处罚金；情节严重的，处三年以上十年以下有期徒刑，并处罚金。制作、复制淫秽的电影、录像等音像制品组织播放的，依照第二款的规定从重处罚。

《全国人大常委会关于严禁卖淫嫖娼的决定》

《全国人大常委会关于惩治走私、制作、贩卖、传播淫秽物品的犯罪分子的决定》

三、涉毒事件

吸毒是指出于非医疗目的而反复连续使用能够产生依赖性（即成瘾性）的药品。我国刑法将毒品分成两大类，一类是麻醉药品，如鸦片、海洛因、哌替啶、吗啡等，它们能对人体中枢神经系统产生抑制、兴奋等作用，服用后极易使人产生心理依赖而形成瘾癖。另一类是精神药物，如冰毒、摇头丸、甲喹酮等，服用后能产生兴奋、致幻作用，使人心理上产生极强的依赖性。《中华人民共和国禁毒法》第二条规定，毒品是指鸦片、海洛因、大麻、可卡因以及国家规定管制的其他能够使人形成瘾癖的麻醉药品和精神药品。毒品自古以来以其变化多端的形态坑害了不计其数的各国人民。

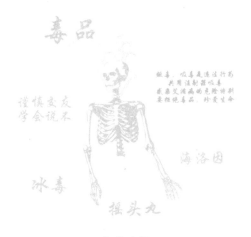

拒绝毒品

应对要点

(1)一旦染上毒品，就要立即进行戒毒，否则会越陷越深，不能自拔，走向犯罪。

(2)要端正对戒毒的态度。不要认为戒毒就是打打针、吃吃药；不要认为有什么特效药可以彻底戒毒；不要认为戒毒是一朝一夕便能成功的事，只有正确认识戒毒，才能真的开始戒毒。

(3)要有坚强的决心与毅力。戒毒者必须要有与毒品彻底决裂、摆脱毒品控制的决心与毅力。有不少戒毒者刚开始戒毒时决心很大，但经过若干时日之后，就会产生"再来最后一口"的想法，导致复吸；也有的人在戒毒过程中遇到困难和挫折就畏缩不前，走回头路，从而导致失败。所以要想戒毒成功，还必须要有战胜困难、战胜挫折、战胜自我、善始善终的毅力和决心。

(4)科学戒毒，预防复吸。戒毒是一项系统工程，是脱毒—康复—后续照管三个阶段的有机整体。那种只脱毒不康复的戒毒，不能认定为真正的戒毒。进入专业的戒毒医院接受强制戒毒，只有按照科学的戒毒方法，才能有效地预防复吸，做到戒毒成功。

(5)正确对待自我，重新塑造自我。吸毒成瘾者不仅有诸多生理症状，而且还有很多心理和行为上的异常表现。因此，要想戒毒成功，还必须正确对待自我，坦诚待己，改造自我，接受劝诫，重新塑造自我，开始新的人生。

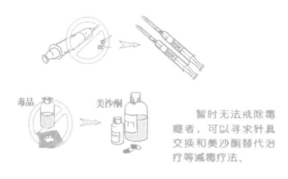

暂时无法戒除毒瘾者，可以寻求针具交换和美沙酮替代治疗等减毒疗法。

涉毒的应对

预防要点

（1）学习毒品基本知识和禁毒法律法规，提高自身防范意识，要明确清醒地知道吸毒极易成瘾，难以戒断，危害极其严重，认识到吸食毒品、贩卖毒品是违法犯罪，要受到法律严厉制裁。

（2）树立正确的人生观，不盲目追求享受，不盲目追求刺激，抵制好奇心理，抵制诱惑，不要抱着侥幸心理去尝试。防止吸食毒品的最佳办法是远离毒品。要培养积极健康的生活方式，不要用毒品来满足某种心理需求，对于毒品这种东西不要去尝试，也不要过于相信自己的意志力。

（3）如果交友不慎，容易跟着学坏也染上毒品，要坚决拒绝同伴吸毒的邀请。对"偶尔玩玩不会上瘾，可以彻底释放压力""玩这个可以提神，还可以增加性能力和减肥"等谬论，要保持警觉。

（4）生活中遇到困难和挫折，要设法寻找正确的途径解决。毒品不能减少烦恼和痛苦，只会增加烦恼和痛苦，甚至会毁灭美好的人生。

（5）在娱乐服务场所要提高警惕，不要接受陌生人提供的香烟和饮料，要留意易拉罐等饮料是否有被注射的针眼和开封的迹象，因为很多毒品都是无色无味的，离开座位时最好交代可信赖的人看管饮料和食品，避免因误食毒品而上瘾或者遭到性侵犯。

（6）不要替他人保管、投递、携带、买卖不明物品，以免上当受骗成为涉毒人员。涉毒危害特别大，绝不可以掉以轻心。

［法律条文链接］

《全国人民代表大会常务委员会关于禁毒的决定》

第三节　运动伤害事故

一、运动伤害事故的应对与预防

体育运动有利于人的身心健康的理念已深入人心。近年来，由于各种主、客观原因，学校体育运动伤害事故在我们身边频频发生，给学生及其家庭带来很大的不幸，同时也给学校造成极大的压力和沉重的负担。学校应高度重视运动伤害事故，科学合理地组织学生参加体育运动，预防运动伤害事故的发生。

应对要点

(1)擦伤(皮肤表面受到摩擦后的损伤)。①轻度擦伤。伤口干净者一般只要涂上紫药水即可自愈。②重度擦伤。首先需要止血，可采取冷敷法、抬高肢体法、绷带加压包扎法、手指直接指点压止血法。

(2)鼻出血(鼻部受外力撞击而出血)。应使受伤者坐下，头后仰，暂时用口呼吸，鼻孔用纱布塞住，并用冷毛巾敷在前额和鼻梁上，一般即可止血。

(3)扭伤(当关节活动范围超过正常限度时，附在关节周围的韧带、肌腱、肌肉撕裂造成)。重度扭伤：应先止血、止痛。可把受伤肢体抬高，用冷水淋洗伤处或用冷毛巾进行冷敷，使血管收缩，减轻出血程度和疼痛。不要乱揉，防止增加出血量。然后在伤处垫上棉花，用绷带加压包扎。受伤48小时以后改用热敷，促进瘀血的吸收。

(4)挫伤(在钝重器械打击或外力直接作用下，使皮下组织、肌肉、韧带或其他组织受伤，而伤部皮肤往往完整无损或只有轻微破损)的处理同扭伤的处理。

(5)脑震荡。轻度脑震荡的患者，在安静卧床休息一两天后，可参加适当的活动。对中度、重度的脑震荡患者，要保持绝对安静，仰卧在平坦的地方，头部冷敷，注意保暖，及时送医院治疗。

(6)脱臼(由于直接或间接的力量作用，使关节面脱离了正常的位置)。动作要轻巧，不可乱伸、乱扭。可以先冷敷，扎上绷带，保持关节固定不动，再请医生矫治。

（7）骨折。应防止休克，注意保暖，止血止痛，然后包扎固定，送医院治疗。

预防要点

（1）加强安全教育，增强安全意识。通过宣传栏、讲座、课堂、知识竞赛、QQ 和微信等多种形式加强安全教育，学习和掌握体育运动的一些基本常识，提高伤害事故防范意识和采取安全应急措施，提高师生的安全意识和自我防范能力。

（2）加强学校体育场地和器材的检查和维护，确保安全。对体育器材与场地要设专人管理，定时为场地器材管理人员进行培训，明确权责。

（3）重视学生健康体检，建立和完善学生健康档案。新生入学时，应当要求家长提供学生健康状况的真实信息，同时定期对学生进行检查。体育教师要查阅学生健康档案，及时掌握特异体质或特殊疾病的学生情况，对不适合参与体育运动的学生，应当减少或免除其体育活动。

（4）加强教师职业道德规范教育，增强责任心。

（5）提高学生自觉性，使其科学合理地进行运动和参加比赛。

（6）建立和完善覆盖所有学生的学校运动伤害事故保险制度。通过制度创新，建立一种由国家、办学机构和学生本人共同出资的保险体系。

［法律条文链接］

《学校体育运动风险防控暂行办法》（教育部 2015 年）

二、军训安全事故

军训是高校新生的第一堂必修课。军训可以培训同学们吃苦耐劳的坚强毅力和集体主义精神，增强国防观念和组织纪律性，养成良好的学风和生活作风，掌握基本军事知识和技能。但在军训中也存在一些安全隐患，必须引起高度重视。

（一）中暑

中暑分先兆中暑、轻度中暑、重度中暑。发生中暑，立即将伤病者移到通风、阴凉、干燥的地方，如走廊、树荫下或者有空调的房间进行降温，避免人群围观。伤病者宜平卧休息，并多饮用一些含盐分的清凉饮料。用湿毛巾冷敷在患者的额头上，还可以在额部、颈部涂抹风油精等。如果出现血压降低、虚脱，应立即平卧，及时送医院处置。中暑后忌大量饮水，忌大量食用生冷瓜果和油腻食物，忌纯补，忌偏食。

（二）扭伤

扭伤分轻度、重度扭伤。受伤时，可做冷敷。在冷敷时先把受伤的肢体微微抬高，用毛巾沾冷水，拧干后盖在伤处，或用冷水淋洗伤部。它可以减轻出血程度，并减轻疼痛。冷敷可以每隔 3~4 小时做一次，每次做 5~8 分钟。24 小时内不能上药，不能热敷。24 小时后可以用万花油、活络油。

（三）晒伤

晒伤最好的处理措施就是冷敷（用冰牛奶冷敷），频繁少量地喝冷水，多吃含维生素 C 的水果，擦绿药膏或者含维生素 E 的润肤膏。

（四）低血糖

使患者安静平卧，用葡萄糖冲水给患者少量多次饮用。

（五）擦伤

先用碘酊液消毒擦伤周围，然后用酒精脱碘消毒，沿着伤口的边缘由里向外擦，不要把碘酊液、酒精涂入伤口内。伤口内如有异物，要慎重处理，大而易取的可取出，深且小不易取的不要勉强，以免把细菌带入伤口或增加出血。小伤口的处理：在其浅表涂一点红药水或紫药水。较大的伤口不宜涂药水，以免给下一步的处理增加困难，伤口可用消毒纱布或敷料覆盖。

（六）鼻出血

鼻出血的患者，须暂时用口呼吸，以预防因鼻部的呼吸运动而使出血加重，伤者头要向后仰，在鼻部放置冷水毛巾。如果还出血不止，可用凡士林纱布卷塞入出血的鼻腔内，这样一般能很快止血。

（七）运动中腹痛

轻度腹痛可减慢速度继续活动，同时用手压住痛点做深呼吸，使疼痛缓解。如仍不能缓解，应停止运动，请医生诊治。

（八）肌肉痉挛

抽筋时，要使患者平卧，注意保暖，并用力牵引抽筋的肌肉，使之伸长和放松。如小腿肚抽筋或脚趾向下抽筋时，可将膝关节伸直，用力将脚掌脚趾向上扳，即可缓解。

（九）昏厥

如遇同学昏厥，应该马上扶其平卧，抬高下肢，头不能垫高，同时解开领扣、腰带和其他紧身的衣物，保持周围空气流通（千万不要把昏倒在地的患者扶坐起来），然后捏掐人中穴，以使他更快清醒。

应对要点

（1）做好安全宣传和教育工作、培训和演练工作。在军训开始前，学校可以组织参与军训的单位和工作人员进行专题培训，通过讲座或观看军训有关的安全教育视频，使学生了解预防军训事故发生的基本常识，提高学生的安全意识。

（2）做好细致深入的排查工作。①军训前，对参加军训的学生的身体状况进行严格检查，建立学生健康档案。对有心脏病史、高血压等不适合军训活动疾病的学生应进行劝阻，避免意外。②各部门在军训前要对各自负责的工作进行全面排查，结合实际情况，完善制度，采取措施，开展隐患清零行动，确保军训工作正常开展和参训人员安全。③军训期间，参训官兵和教师应全程陪同学生训练，认真了解训练场上的各类安全隐患和学生突发事件，及时处理，及时汇报。④军训之余，参训官兵和教师要深入学生宿舍，及时向班长、寝室长和学生了解参训学生的身体状况和训练情况。

（3）做好军训相关防范工作。①注意补充水分。以运动饮料和茶水、盐水最佳，不要拼命喝白开水或矿泉水。②注意补充营养。军训后体力消耗极大，这个时候不要亏待自己，多吃一些肉类、蛋类，最好喝点汤，同时还要注意补充各种维生素。③注意防病。大汗淋漓后不要急于喝水，应该稍微休息片刻再补充水分，以免给肠胃突然加重负担，造成伤害。全身大汗淋漓后，不能马上冲凉水澡，以免全身毛孔迅速闭合，体内热量不能散发而滞留体内，引起高热。

(4)做好突发事件应急处理工作。①军训工作要做到科学施训，合理安排，劳逸结合，形式多样。遇到过于炎热的天气，应适当调整军训的时间、科目和训练强度。②在军训期间，若发生突发事件，师生和官兵应及时报告学校军训安全工作组有关领导，同时做好应急救护，并同时拨打学校急救电话或 120 急救电话。

[法律条文链接]

《中华人民共和国兵役法》

三、登山、攀岩事故

近些年，登山、攀岩运动在我国逐渐兴起。登山、攀岩是青年学生比较喜欢的一项活动，它可以增强我们的身体素质，还可以让我们亲近大自然，体会不一样的美丽。但是登山、攀岩存在一定的危险，我们必须提前做好防范措施，防止事故的发生。

(一)借助自然辨别方向

(1)迷路被困并不十分可怕，关键在于迷路后要想办法走出去，而掌握一些基本的野外生存常识是非常有助于迷路后自救脱困的。

(2)使用罗盘(指北针)辨向。一个优质的罗盘是野外旅游的必备品，但是，罗盘指针的方向是磁北方向，与真北方向有一个偏差角度，应计算出磁偏角的数差，以获得准确的方向。

(3)带指针的手表。将手表托平，表盘向上，转动手表，将时针指向太阳。这时，表的时针与表盘上的 12 点形成一个夹角，这个夹角的角平分线的延长线方向就是南方。

(4)依靠自然辨别方向。北极星是最好的指北针，北极星所在的方向就是正北方。北斗七星属于大熊星座，像一个巨大的勺子，在晴朗的夜空是很容易找到的，从勺边的两颗星的延长线方向看去，在两颗星的距离的 5 倍处，有一颗较亮的星星就是北极星。

（5）从植物长势判断方向。在我国，树木、苔藓茂密的一面应是南方，稀疏的一面是北方。

（6）通过观察树木的年轮也可判明方向。在我国，年轮纹路疏的一面朝南方，纹路密的一面朝北方。

（二）被困先发求救信号

（1）用手机报警或者联系亲人朋友。

（2）随身若携带口哨，请不间断地吹口哨以引起别人的注意，山中一般比较安静，声音可以传得比较远，如果没有携带口哨，大声呼救也是可以的。但是呼救不宜太过频繁，以防浪费过多的体力。

（3）在晚上，火是最有效的信号手段。生三堆火，使之围成三角形（国际通用的受困信号），或者排成直线。只要时间和形势允许，尽快把火堆生起来，小心看护不要使它们熄灭。

（4）可以用树枝、鲜艳的布条或者其他肉眼比较容易看见的物体摆放成 SOS 或者别的求救信号，如果空中有飞机飞过，会比较容易看到。

（5）如果野外探险在白天迷路，可以用镜子借助阳光，向可能存在的居民区或空中的救援飞机反射间断的光信号，也可以把衣服放在地上或者放在树顶上排成大大的几何图案。

（三）找好庇护所

当被困在野外，孤立无援，又不能在短时间内走出险境，或者是有人受伤，行动不便，只能在原地等待救援，不得不在野外过夜时，我们应想办法搭建一个临时的野外庇护所。

预防要点

1. 登山

（1）进山前须适量运动。没有任何运动经历的人，请在登山前坚持跑步一周以上，每天坚持至少半小时以上的慢跑，逐步让身体适应极限运动，以免突然参加体力消耗过大的运动，发生意外事件。

(2)初次登山，不可单独行动。一定要有熟悉路线、有经验的人带你去才可以，以免迷路发生意外。

(3)掉队时不要慌。万一掉队了，不要着急，跟着人流往前走，前面的伙伴们发现你不见了，或者会在半路等你，或者会回来找你，别自作主张地选择路线。当遇到岔路口无法分辨自己队伍的去向时，就坐下来等，若是手机有信号，就赶紧打个电话问问。

(4)不要为了面子硬撑。千万不要为了任何理由而强迫自己追队伍。特别是天气炎热的夏季，初次登山者很容易产生疲惫感，出现头晕心慌、眼前发黑等症状，当这些不适症状出现时，一定要立即休息片刻，等自己觉得可以了再继续，若是觉得自己实在爬不动了，请要求同行者送你下山，就近坐车回家。

(5)不要在危险地带拍照。不要在悬崖峭壁处拍照，更不能做一些危险动作。

2. 攀岩

(1)攀岩前要换上适当的衣服，活动关节，放松肌肉，调节心理，使自己处于灵活的状态，当系上安全绳套后，再依靠自己的力量和智慧来挑战绝壁。

(2)在离开地面以前，与搭档议定攀登计划。

(3)攀岩前要选择好攀岩路线，不同高度、角度的岩道，不同位置大小的岩眼，其难易程度都会不同。

(4)攀岩前应把手脚指甲剪短，长发者须将头发扎起，攀岩时不得佩戴手链、手表、戒指等饰物。

(5)攀岩时要依靠冷静的判断力、坚强的意志，通过四肢的协调，保持有三点贴稳岩壁，保持身体的重心落在前脚掌，以减轻手指和臂腕的负担。

(6)多与搭档交流，如果没有把握，就不要做。

(7)为你的保护系统加上副保护，决不能将性命交付给单独的保护点；使用自己的装备而不是固有的保护点架设顶绳。

(8)降下去之前，检查保护系统。

(9)登顶下落要注意配合下落趋势，适当地用脚支撑，避免擦伤。

四、漂流事故

漂流最初起源于爱斯基摩人的皮船和中国的竹木筏，但那时都是为了满足人们的生活和生存需要。漂流成为一项真正的户外运动，是在二战之后才开始的。一些喜欢户外活动的人尝试着把退役的充气橡皮艇作为漂流工具。漂流有很大的风险，经常有事故发生。

（一）急流

（1）平静面对。应该平静面对急流，避开前面的岩石，向后轻轻斜靠，让桨为自己把握方向。

（2）屏住呼吸。在大的波浪中深呼吸，然后屏住呼吸面对泡沫状的浪尖。

（3）远离船只。最可怕的是挤在船和岩石之间。因此要远离船，特别是在顺流的一侧时。举起桨求救，一把竖直举起的桨可以告诉别的船只上的人，这儿有一个人在船上。

（4）防止体温过低。冰冷的水在不到十分钟的时间内就可耗尽游泳者的力气，应特别小心。应对落水者实施针对体温过低和受到冲击的救护。

（二）与岩石碰撞

（1）掉转船头。掉转船头，绕开岩石。

（2）如果船侧有岩石，全体船员最好在碰上之前，立即跳到离岩石最近的船侧。

（三）沉陷（现代的自排水船不会沉陷）

（1）用一根粗绳绕成 D 形环，穿过水道（有必要时可在前面打个孔）或船后面的船架。

（2）可以用一个拉力系统（由蝴蝶状的环或卡宾轮组成）帮助提升。

（3）尽力拉起船，离开水域，用船头或船尾的绳帮助拉向岸边。

（4）如果以上所有努力失败，则让人和东西都在岸边排成一条线，等水位改变。在激流探险中遇到船沉陷是最危险的，应牢记住每个人的人身安全比让船远离岩石更重要。

（四）陷入漩涡

用桨或橹划动顺流的水以从漩涡中脱身，尽管漩涡表层的水通常都是逆流，但其实在其下层及漩涡的旁侧都是顺流，万不得已时，可用岸上的绳子把船从漩涡中拖出来。

（五）倾覆

（1）试着跳开以避免撞击到障碍物上。

（2）如果确定不会陷入船与石头之间的逆流中，应该尽量地浮在水面上。

（3）可上岸避开这一段急流水域。

（4）尽量保持与同伴一起行动，如果有人失踪，应检查船下，以确定他是否被绳索或衣物缠住（这就是为什么必须确保没有松散的绳套），不要担心装备，首先要确定的是每个乘船人员的安全。

（5）由于从倾覆的船内游向岸边非常困难，通常会需要其他船只的帮助，这应该在远离急流的平静水面操作。救援船只可逆水接近，捞起倾覆船只的一条缆绳，再把它牵往岸边，其余船只也应该沿途搭救落水者并尽可能快地清点人数。

预防要点

（1）仔细阅读漂流须知，听从船工安排，穿好救生衣。

（2）在气温不高的情况下参加漂流，可在漂流出发地购买雨衣；天热时，勿忘保湿防晒，下船后可喝碗姜汤以防感冒。

（3）漂流船通过险滩时要听从工作人员的指挥，不要随便乱动，并抓住船身内侧的扶手带收紧双脚，身体向船体中央倾斜；在漂过急流时，应与船身保持平衡，如坐在后面，身体应略向后倾，保证船身平衡并与河道平行。

（4）船被卡住时不要着急站起，应稳住船身，找好落脚点再站起，以保证人不被船带下而冲走，当误入其他水道被卡住或搁浅时要从船上下来。

（5）高血压、心脏病患者，孕妇，酒醉者，十四岁以下儿童和高龄老人以及身体不适者不应参加漂流活动。

（6）不要把带尖、刃的利器带上船，以保证游客人身及船体的安全；漂流中不要用手、脚支撑石头，以免受到伤害。

五、野营事故

在国内，野营作为一种前卫的户外旅游方式，正在被越来越多的人尝试。随着人们对都市生活的逐渐厌倦及互联网的迅速普及，越来越多的人利用休闲的时间以"驴友"的名义聚集起来进行户外野营生存活动。

应对要点

（1）如果遇到危险情况，要及时拨打求助电话或是发出 SOS 警报。开展自助游可自行购买短期出游意外保险。

（2）防止雷击。雷电天气下应避免站在高树下，最好丢弃手中和身上的金属类物品。如果逃避不及，就地卧倒也可将危险降至最低。

（3）躲避山洪。扎营时应注意洪水流向，沙滩冲积地虽是扎营佳处，但洪水来时也首当其冲。下雨后应采取行动，换个营地，否则会有被洪水冲击的可能。

（4）溺水救护。如果不幸有人溺水，可用竹竿、浮物（木头、木板、救生圈）或衣服将其救上岸。首先要清除溺水者口中的异物，并施行"心脏按压"和"人工呼吸"，并尽快找来懂得医护的人员。尽量不要压到伤者的腹部，因为从腹部挤出来的污物，很可能堵塞他的咽喉。

（5）蜂虫叮咬。预防蜂群攻击最重要的一点就是远离蜂窝，如果不慎被毒蜂蜇到，要尽快使用含碱性的肥皂清洗，再以水或冰块冷敷患部。

（6）蚂蟥咬伤。进入山区时，最好先以酒精、汽油、煤油、肥皂、食盐等碱性物质涂抹在皮肤及衣裤上，以防止蚂蟥侵进。如果还是不慎被咬伤，不要试图用手把它从皮肤上扯下来，因为很可能把它的头扯断，反而使其留在皮肤内，导致传染病。最好以手拍动皮肤，或在身上涂食盐、白糖、石灰，或以香烟、火柴等熏烧之，以使其自然脱落。蚂蟥脱落后，最好立即挤压伤口，让它流出血水，流出的血水数量应与被蚂蟥吸去的血量相等。

（7）毒蛇咬伤。一旦被毒蛇咬伤，应抓紧时间，用力压伤口附近的肌肉，将伤口的毒血挤出，再将伤口的上端扎紧，并尽快送患者去医院。野外活动频繁的人应常备解蛇毒药，以防不测。

预防要点

(1)向导引路。森林的面积通常较大，林中往往无明显标志物。因此进入森林时一定要结伴而行，并请向导引路，不要过分深入丛林。穿越森林的过程中要留意路边的一些自然标志物，像古树、泉水、河流、怪石等，万一迷路不要慌乱，可以按照这些标志物慢慢回到来时的路。

(2)营地选择。营地应选在干燥、平坦、视线辽阔、上下都有通路、能避风排水且取水方便的地方。

(3)帐篷搭建。帐篷的入口要背风，要远离有滚石的山坡或峡谷地带。

(4)防火、照明。做好防火措施(备好水桶、沙筒)，提高防火意识，忌在帐篷内点蜡烛，烟头烟蒂不能往干柴上丢，不随意引燃篝火，帐内的照明最好使用手电筒或营灯。

(5)饮水安全。准备足够的净水，节约饮用水。断水时，慎用野外天然水源、切勿摘食不认识的植物果实。情况紧急时可以野外取水。

(6)生态保护。保护生态环境，不要随意猎杀捕捉野生动物、采摘植物。

第四节　实习与户外安全

一、实习安全

实习是实践教学环节的重要组成部分，也是培养大学生独立实践能力的重要途径。大学生在校外实习期间，一定要树立安全意识，时时处处与家长、教师保持联系，定期汇报，碰到问题及时处理。

应对要点

（1）受伤较重时，如果头脑还清醒，尽量记住肇事者的相貌特征和车辆的型号、颜色、车牌号码等，然后等待救援。要将受伤情况及时报告给赶到的老师、家长或公安机关，协助破案。

（2）若只受轻微损伤，比如擦破点皮，那么只需到附近药店买来"创可贴"等贴上即可。一般的青紫淤血处过几日就会自行消退。

（3）如果是身体某处被撞、被压且比较严重，切莫乱动，应向围观者求助让他们帮忙抓住肇事者并拨打122或110电话报警，同时，还要拨打120急救电话求救。

学校和家长应加强对学生的安全教育，做好如下工作。

（一）加强对学生的安全教育

安全教育的内容有：

第一，实习生要经常与学校保持联系，定期汇报，及时发现安全隐患，防患于未然。

第二，学校要教育学生学习规避风险，牢记遵章与安全相连，事故与违章相伴。

第三，学校要教会学生在受到事故伤害时，冷静地运用法律武器保护自己的权益，及时向有关部门寻求帮助或者咨询，以利于问题的尽早、尽好解决。

(二)建立健全实习管理制度

学校和实习单位在安排学生实习时，应共同制订详尽的实习计划，在安全第一的前提下开展训练。学校应设置专门的实习管理机构，加强对实习指导教师的业务培训；建立实习管理档案，定期检查实习情况，及时处理实习中出现的问题，确保学生实习的正常秩序。

(三)与实习单位协商，为实习生购买商业保险

对于学生在实习期间受到意外伤害的赔偿，我国现有法律还没有规范层面的依据。为了规避风险，维护学生权益，企业和高职院校一般都会为学生购买人身意外伤害保险。这一做法值得同行借鉴。但遗憾的是，如果遭遇重大伤害，这只能是杯水车薪。

解决学生实习受伤理赔问题的最好办法还是将实习生的人身损害纳入工伤保险的体制。应当把实习生作为"准员工"列入《工伤保险条例》的覆盖范围。这样既维护了学生的权益，也为学校和实习企业解决了后顾之忧。

［法律条文链接］

《学生伤害事故处理办法》
《工伤保险条例》

二、户外安全

户外急救，就是在户外遇到事故时，沉着大胆，细心负责，分清轻重缓急，果断实施急救方法；先处理危重患者，再处理病情较轻的患者，对于同一患者，先抢救生命，再处理局部；观察现场环境，确保自己及伤者的安全；充分运用现场可支配的人力、物力来协助急救。

应对要点

(1)雷电。夏季户外活动易遇雷电，应尽量避开大树的范围以免被雷电击伤。

(2)突下暴雨。应根据线路和人员情况暂停或取消活动，大雨会让视线受阻，山路湿滑，很容易出现摔倒、滑坠等意外事故，最好能谨慎慢行。

（3）被毒蛇、昆虫咬伤。在户外如被毒蛇咬伤，患者会出现出血、局部红肿和疼痛等症状，严重时几小时内就会死亡。这时要迅速用布条、手帕、领带等将伤口上部扎紧，以防止蛇毒扩散，然后用消过毒的刀在伤口处划开一个长 1 厘米、深 0.5 厘米左右的刀口，将毒液排出。

（4）被昆虫叮咬或蜇伤。用冰水或凉水冷敷后，在伤口处涂抹氨水。如果被蜜蜂蜇伤，可用镊子等将残留在皮肤内的刺拔出后再涂抹氨水或牛奶。

（5）骨折。骨折或脱臼时，应用夹板固定后再用冰冷敷。伤者伤到脊椎时，应将其放在平坦而坚固的担架上固定，避免身子晃动，然后送往医院。

（6）外伤出血。户外备餐时如被刀等利器割伤，可用干净水冲洗，然后用手绢等包住。轻微出血可采用压迫止血法，但一小时过后每隔 10 分钟左右要松开一下，以保障血液循环。

（7）食物中毒。吃了腐败变质的食物，除会腹痛、腹泻外，还可能伴有发烧和衰弱等症状，应多喝些开水或盐水，也可采取催吐的方法将食物吐出来。

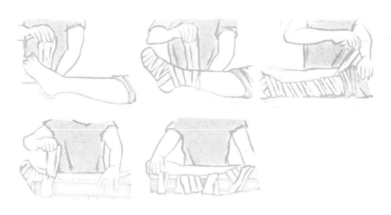

骨折或脱臼的应对

预防要点

（1）要有危险意识。刚接触户外运动者必须认真对待，从学会"害怕"开始，尊重生命。

（2）要储备个人体能。在户外一旦遇到恶劣的环境，身体里的潜在病症可能会被激发出来，后果不堪设想。

（3）要具备基本、必要的救生和自救技能，掌握一定的知识，学会使用地图等定位工具。户外运动绝对不能仅凭一腔热情。有低血糖的驴友一定要随身带着巧克力或糖块，紧急时候可以用得到。

（4）选择安全、专业的户外装备。户外运动是一项对装备有专业要求的运动，前期需投入一定经费。同时，要选择适合自己的场地，如果不是专业的驴友，不要轻易尝试高山、悬崖等专业运动场地。

（5）建议新手尽量选择正规户外团体。专业户外俱乐部一般会有活动预案、完善的后勤保障和联络系统。相比之下，自发团体活动的盲目性和随意性就很大，出现问题的概率也会大大增加。

（6）外出旅游时尽量避免携带大量现金，以免引起不法分子的注意。受到不法侵害时，要及时报警。

（7）严格遵守交通法规，提高驾车出行安全系数。自驾出游者，应预先熟知行车路线，及时查询了解道路交通安全现状和天气状况；出行前要严格检查车况，发生交通意外或事故应及时拨打122或110报警，等待民警救援。

（8）在人多拥挤的公共场所或参加大型活动时，要遵守有关方面的安全提示，不要拥挤，防止发生踩踏事故，确保人身安全。

（9）在乘车途中，不要与司机交谈和催促司机开快车、违章超速和超车行驶，不要将头、手、脚伸出窗外，以防意外发生。

（10）乘坐飞机时，应注意遵守民航乘机安全管理规定，特别是不要在飞机上使用手机等无线电通信工具。

[法律条文链接]

《最高人民法院关于审理人身损害赔偿案件适用法律若干问题的解释》
《中华人民共和国侵权责任法》
《中华人民共和国民法通则》

第六章 | 心理健康

大学生是未来社会的领导者和建设者，在很大程度上决定着未来社会的走向和发展状况，其心理健康与否，不仅影响着他们个人的学习和健康成才，而且对整个社会都关系重大。因此，重视和探究大学生的心理状态、引导大学生排解心理障碍、培养大学生健康的心理素质是高校教育的一项重要任务。

第一节　心理健康的含义及标准

一、心理健康的含义

心理健康是相对于生理健康而言的。从广义上讲，心理健康是一种持续高效而满意的心理状态；从狭义上讲，心理健康是知、情、意、行的统一，是人格完善协调，社会适应良好。世界卫生组织在定义"健康"时明确指出：健康乃是一种在生理上、心理上和社会适应上的完满状态，而不仅仅是没有疾病和虚弱的现象。

二、大学生心理健康的标准

综合国内外专家学者的观点，根据大学生这一特殊社会群体的生理、心理和社会角色特征，我们认为大学生心理健康标准主要应包括以下内容：

（一）正常的认知能力

正常的认知能力要求具有敏锐的感知能力、较强的记忆力、良好的思维力、丰富的想象力、良好的语言表达能力和较强的理解能力。

(二)情绪健康

情绪健康的主要标志是,情绪稳定和心情愉快,具体表现为乐观开朗,充满热情,富有朝气,满怀自信,对生活充满希望,善于控制和调节自己的情绪,既能克制约束,又能适度宣泄,不过分压抑,情绪反应正常。

(三)意志健全

意志可推动人们采取各种行动,克服困难以达到预定目标。意志健全者为实现预定目标在行动中能表现出较多的自觉性、果断性、顽强性、自制力,可以机智灵活地克服困难,坚忍不拔,持之以恒,不受外界诱惑。而意志不健全者常表现出不良习惯多而难以改正,缺乏主动性,优柔寡断,轻率鲁莽,害怕困难,顽固执拗,易受暗示,容易更换目标,甚至一曝十寒。

(四)自我评价恰当

自我评价是指一个人对自己的身心状况、能力和特点,以及自己所处的地位、与他人及社会关系的认识和评价。一个心理健康的人能做出恰当的自我评价,能体验到自己存在的价值,能对自己的能力、性格、优缺点客观评价;同时,能接受自己,对自己抱有正确的态度,不骄傲也不自卑。心理不健康的人常缺乏自知之明,对自己的优缺点缺乏正确的评价,有的是自高自大、自我欣赏,有的是自暴自弃。

(五)人格完整

人格指一个人所具有的稳定的心理特质的独特综合。人格完整指具有健全统一的人格,即心理和行为和谐统一的人格。它包括:人格要素无明显的缺陷和偏差;具有正确的自我意识;人生观正确,并以此支配自己的心理与行为;人格相对稳定。如果一个爽朗、乐观、外向的大学生无缘无故地突然变得沉闷、悲观、内向,就应积极地帮助他疏导情绪,预防心理疾病。

(六)人际关系良好

人际关系良好既是心理健康的标准之一,也是维护心理健康发展的重要条件。心理健康的人乐于与人交往，能充分认识到与人交往的重要性，富有同情心，对人友善，能理解、悦纳他人，能采取恰当的形式与他人沟通，在交往中不卑不亢，人际关系比较和谐。

心理不健康的大学生时常表现出人际交往障碍，对人与人交往缺乏正确的认识，不能采取恰当的方式与他人交往，结果人际关系紧张，缺乏知心朋友，总是流离于群体之外。

(七)社会适应良好

社会适应指对社会环境中的一切刺激能做出恰当正常的反应。心理健康的大学生能适应生活环境的变化，与现实保持良好的接触，不回避现实，主动面对各种挑战，妥善处理环境与自身的关系，创造条件使自己始终处于有利环境中。心理不健康的大学生则与之相反。

第二节　大学生的主要心理问题

大学阶段是一个从稚嫩到成熟过渡的阶段。在此阶段，大学生的心理状态尚未稳定，心理比成人更加敏感复杂，受环境和周围人的影响，容易引发各种心理问题，归纳起来，主要有以下几种。

一、学习压力大引发的心理问题

大学生的主要任务是学习，大学阶段是人生的重要阶段，影响着大学生的未来发展，因此学习上的困难与挫折对大学生的影响是最为显著的。由于大学学习与中学学习存在较大的不同，课程专业化、难度大、要求高，学习压力和竞争也相应增大，容易引起紧张焦虑。学习上的问题主要表现为学习态度不端正、学习方法不当、学习动机不纯等。

二、人际交往问题

"踏着铃声进出课堂，宿舍里面不声不响，互联网上诉说衷肠。"这句顺口溜实际上反映了相当一部分大学生的交际现状。目前，多数大学生过的是集体生活，而每个人在成长经历、教育环境、性格等方面存在诸多差异，加上青春期心理固有的闭锁、羞怯、敏感和冲动，这些都使大学生在人际交往过程中不可避免地遇到各种困难，主要表现为不会独立生活，不知道如何与人沟通，不懂交往的技巧与原则。有的学生有自闭倾向，不愿与人交往；有的学生为交际而交际，不惜牺牲原则随波逐流。一方面，由于交际困难，大学生容易产生自闭、偏执等心理问题；另一方面，因无倾诉对象，有问题的学生心理压力更大，更易导致心理疾病。

三、情感问题

大学生的年龄一般为 17 ~ 23 岁。他们处于青年中期，性发育成熟是其主要特征，恋爱与性的问题不可避免。总的来说，大学生接受的青春期教育不够，对异性的神秘感、恐惧感和渴望感往往交织在一起。许多大学生缺乏正确的恋爱观，恋爱带有功利性或者占有欲，一些学生恋爱只是为了排解心中的空虚和寂寞……凡此种种，都会影响大学生对恋爱中问题的判断。有的学生将恋爱生活作为自己生活的主要部分，把失恋看成极为重要的生活事件，在情绪、自我评价、人际交往、学习、生活等多个方面受到严重干扰和打击。

四、贫困问题

大量的事实及研究表明，贫困生在大学里的生活压力是非常巨大的。家庭的窘境在他们的心里留下深深的阴影，而在市场经济大潮的冲击下，社会文化在一些人的心中被转化为以金钱为唯一衡量标准的亚文化，使人际关系变得势利和冷漠，加剧了大学生对金钱的渴望，容易使他们更加看重物质利益并最终导致心理失衡。贫困易使大学生的内心变得敏感，与人交往时总觉得低人一等，自卑心理严重，过度揣摩和猜测别人的言行。一方面，他们有强烈的与人交往的渴望；另一方面，又害怕与人交流。久而久之，这种矛盾心理可能会引发严重的心理问题。

五、环境变化引起的适应不良问题

适应问题在低年级大学生中表现得比较突出。来自五湖四海的大学新生居住在一起，各自的家庭环境、成长经历、学习经历、生活习惯等差异很大。进入大学后在自我认知、同学交往、自然环境等各方面都会面临全面的协调与适应，再加上当代大学生普遍独立生活能力弱，所以，适应问题广泛存在。较为常见的是对于现实的失落感。由于中学时期对大学充满了幻想，进入大学以后发现大学其实并不是自己想象中的那么完美，就会产生严重的失落感，怀念高中生活。此外，虽然大学生在学习方面是同龄人中的佼佼者，但是进入大学以后大家的水平相当，许多学生因为害怕竞争而产生强烈的自卑感，还有一些学生因为失去了高中时期被老师奉为掌上明珠的特殊待遇而倍感失落。一些学生看到班上、院里有些许多才多艺、能力强的同学，觉得自己一无是处，表现得尤为自卑。一部分学生进入大学以后不适应宿舍集体生活，有强烈的孤独感，整日心情低落，不愿与同学来往，长此以往会越来越孤独，进而影响正常的学习和生活。

六、求职择业方面引起的心理障碍问题

择业问题主要表现在高年级同学中。如何选择自己的职业、如何规划自己的职业生涯、求职需要什么技巧等问题，都会或多或少地给他们带来困扰和忧虑。

如今社会竞争激烈，用人单位的要求也越来越高，许多大学生在校期间一心只读圣贤书，对社会的了解和接触较少，根本满足不了用人单位的需求。就业的压力使很多大学生看不到现实的出路，找不到理想的方向，对前途深感迷茫。其次，还有相当一部分大学生，自傲心理严重，在择业时狂妄自大，对职业选择的预想过高，不能正视择业的客观环境和自己的实力，一旦现实与自己的期望值差距过大就难以接受，进而产生苦闷、抑郁情绪。还有许多学生害怕竞争，自卑心理严重，总觉得自己技不如人，害怕进人才市场、应聘时过度紧张等，进而产生心理障碍。

七、情绪不稳定问题

大学生生长发育极为迅速，已基本趋于成熟，但由于阅历较浅，社会经验不足，对人生和社会问题的看法往往飘忽不定，很容易受外界各种因素的干扰和影响，既容易因一点小的胜利而沾沾自喜，也容易为一次小考失利而一蹶不振，自我控制和调试能力较低，并由此产生心理和行为偏差。大多数学生能通过各种方式化解自己的低落情绪，迅速呈现出积极的精神面貌，但是，还有一小部分却在"泥潭"里越陷越深，甚至走向极端。

八、网络成瘾

大学生中因网络成瘾而引发的心理障碍或社会适应障碍等案例正逐渐增多。网络成瘾导致学生学习成绩下降，行为异常，心理错位。在极端情况下，有些网络成瘾者分不清虚拟和现实世界，使得他们的人际关系和社会生活受到严重影响，从而阻碍学习、生活的正常进行。

九、家长意志引发的心理问题

许多家长望子成龙心切，在孩子中学阶段总是想方设法阻止他们的业余爱好。上大学后，大学生活丰富多彩，多才多艺的同学在活动中脱颖而出，而受家长压制的学生，除学习外，没有一技之长，很容易自卑。有的家长强迫学生读自己不喜欢的学校或专业，以至于他们上学后对大学没感情，对学习没兴趣，有的甚至想退学。

第三节　大学生心理问题的应对和预防

　　缓解甚至消除大学生的心理问题需要有针对性地对大学生进行心理教育，重视校园心理咨询工作，发挥心理咨询的作用。另外，还必须通过大学生自身的努力，增强其适应环境和解决问题的能力。

应对要点

　　（1）树立正确的学习目标。一直以来，学习、读书被赋予很高的价值，大学生对学业的关注是和对自我的关注紧密联系在一起的。因此，高校教育工作者应帮助大学生客观地评价自己，善于发现自己的优点，根据客观现实条件来调整个人需要和心理期望，避免由于自己的期望过高或过低造成心理上的焦虑不安或松懈。同时，要让学生认识到：学习是一项艰苦的脑力劳动，在学习过程中会碰到许多困难和挫折，要取得优秀的学习成绩，把握更多的科学文化知识，没有坚强的意志，没有不屈不挠的向上精神是不可能的。

　　（2）进行有效的人际关系教育。加强大学生的人际交往教育，建立良好的人际关系，是消除抑郁、焦虑、孤独等消极情绪的重要手段。大学生的人际交往教育应针对大学生活，对学生们在人际交往方面的不良心理和情绪，应及时加以引导和帮助，使他们以良好的心理去面对新的人际交往和复杂的人际环境，既客观认识自己，又客观认识他人。要培养大学生的人际交往方法和技巧，教育大学生加强人际交往的品德修养，使他们在人际交往中学会换位思考，克制忍让，宽容待人，以诚相待，用真诚去赢得他人的信任和尊重，获得真诚的友谊。要教育他们改变社交观念，扩大社交范围，形成立体的良好的人际关系；多渠道交往，加强交往实践；注意交往对象的筛选，注意与良师、益友交往。同时，学校可以经常组织一些健康向上、丰富多彩的活动，让学生在参与这些活动的过程中，培养积极的人际交往心理，建立和谐的人际关系。对于那些性格非常内向、不善交际以及患有社交恐惧症的学生，更要关爱有加，耐心引导，鼓励为主，使这部分学生慢慢地摆脱心理障碍，最终走出自我，融入集体这个大家庭中。

（3）开展心理健康教育。大学生良好的心理素质的培养、各种心理问题的预防与解决无不得益于成功的心理健康教育。心理健康教育与受教育者的人格发展密切相关，并直接影响个体人格的发展水平。一方面，学生在心理健康教育过程中接受道德规范、行为方式、环境信息、社会期望等，逐渐完善自身的人格结构；另一方面，客观存在的价值观念作为心理生活中对自身的一种衡量、评价和调控，也影响着主体人格的发展，并且在一定条件下可转化为人格特质，从而使人格发展上升到一个新的高度。心理健康教育不是消极地附属于这种转化，而是在转化过程中能动地引导受教育者调整方向，使个体把握自我，对自身的行为进行认识评价，以达到心理优化、健全人格的目的。根据大学生中出现的突出心理问题及不同年级学生的具体情况，高校应开设心理健康教育必修课，增强大学生自我教育的能力。首先，设置专门课程引导大学生树立正确的自我概念，增强理性因素在其价值判断中的作用，培养大学生理性思考的能力，避免语言或行为过激、片面认知等带来的负面心理影响。其次，要加强大学生对心理健康的重视，注重心理卫生，保持积极、健康的心态，提高心理承受力和自信心，改善大学生对心理疾病的认知。另外，家长应摒弃不合理的教育方式，加强对大学生心理的关注，争做孩子心灵的导师。同时，学校还应举办大学生心理健康系列讲座，对大学生进行适应性指导。

（4）建立心理健康档案，开展定期的心理检查。利用国外标准的测试工具——大学生健康调查表、卡氏16PF的测验问卷等，为在校大学生建立心理档案，可以较为全面地调查不同院系、不同专业、不同年级学生的心理健康状况，了解他们存在或迫切需要解决的心理问题。

（5）开展心理咨询与行为指导。高校开展心理咨询工作是增进学生心理健康、疏导心理障碍、防治心理疾病、优化心理素质的重要途径。心理咨询人员通过个体心理治理、集体心理治疗及各种形式的心理训练，可以给来访者提供心理保健知识，帮助他们克服不合理的信念，树立积极的人生态度，正确评价自己，建立自信心，学会积极的应对方式，找到可行的排忧解难的方法，看到自己发展的方向。

（6）进行针对性指导，提高适应能力。首先，加强对大一新生的关心和疏导。大一新生初来学校，各方面都不熟悉，最需要老师关心、指导。学校应针对新生开展心理健康普查，进行心理健康教育。新生辅导员或班主任应及时了解学生心理，认真对待新生要求，向他们细心讲解大学学习与中学学习的不同，指导学生选择正确的人生方向，做切实的人生规划，发现问题及时处理，防患于未然。其次，一旦发现学生有不健康的心理倾向，要积极与家长取得联系，了解学生的性格和常态行为，并及时反馈学生情况，联合家长对学生心理进行持续关注。此外，大学要有针对性地开展就业信息指导课，帮助学生结合所学专业、兴趣爱好、市场需求做出合理的职业定位。同时，要提高学生的适应力，使他们能够结合社会环境的变化、专业人才的需求，对自己的职业规划做出合理调整。对于所学非所爱的学生的人生方向的选择，教师应做出积极有效的引导，使他们尽快适应或重新选择专业等。

(7)改善校园网络环境，建设绿色网络。加强校园文化建设，为大学生健康成长创造良好的心理社会环境。学校应综合各方力量，加大对校园网络的管理，设置网络屏障，努力打造绿色网络环境。加强对学生网络道德的教育，使他们认识到网络世界和现实世界一样是有约束、讲道德的，不能为所欲为、胡作非为。

(8)进行抗挫折教育。采取各种途径，磨炼大学生意志，提高他们的情绪调适能力及心理承受能力。磨炼意志，提高大学生的心理素质是解决心理疾病的根本途径。高校教育工作者要积极引导大学生深入社会实践，从中接受锻炼，磨炼意志；教育学生正确对待挫折，面对困境积极寻求脱离的途径并总结教训；指导学生对自己的情绪进行把握和调节，豁达大度、遇事冷静，能合情合理地对待自己的各种需要；培养对挫折的承受力。同时，他们的自我教育能力也将随之而增强，有利于摆脱心理负担，除掉精神障碍。

(9)指导家庭提供帮助与支持。一是纠正家长在教育上的认知偏差。通过举办家长学校、家庭教育讲座，使家长了解心理素质培养和个性塑造的重要性，鼓励家长主动了解学生心理状态。倾听学生的烦恼、困惑。开展亲子活动，加强家长与学生间的沟通和互信。二是改善家庭教育方式。家庭成员应该意识到家庭教育中会存在的优势与缺陷，应在发扬优势的同时纠正教育的不足。一致性的家庭教育方式、宽容轻松的家庭氛围对学生心理健康的塑造有很大的作用。

(10)优化大学生成长的心理氛围。良好的社会风气、和谐的家庭氛围，可以大大减少大学生的应激源，有利于大学生强大社会支持系统的构建。这就要求社会一要加强精神文明建设，创造良好的社会氛围；大力宣传心理健康的重要意义，呼吁社会各界关注自身及他人的心理健康；加强精神文明建设，奖励、发扬社会上的优秀事迹，为大学生树立榜样，帮助大学生树立正确的价值观和人生观。二要加强我国的法治建设，引导良性竞争。依法治国，做到执法必严，违法必究；对社会上不良竞争与腐败现象严厉打击，坚决抵制享乐主义、拜金主义对大学生的侵蚀；建立健全的就业、升学机制，引导良性竞争，杜绝潜规则，为大学生提供良好的社会环境。

心理问题，预防为主。近年来，大学校园里休学、退学、犯罪等现象屡见不鲜，有心理障碍的人数也在逐年增加。大学生的心理健康状况令人担忧。因此，对大学生来说，充分认识自己的心理问题，采取积极有效的措施防治心理疾病是非常重要的。

预防要点

（1）培养人格，应对挫折。要形成良好的人格品质首先应该正确认识自我，培养悦纳自我的态度，扬长避短，不断完善自己。其次应该提高对挫折的承受能力，对挫折有正确的认识，在挫折面前不惊慌失措，采取理智的应对方法，化消极因素为积极因素。挫折承受能力的高低与个人的思想境界、对挫折的主观判断、挫折体验等有关。要提高挫折承受能力应努力，提高自身的思想境界，树立科学的人生观，积极参加各类实践活动，丰富人生经验。

（2）科学生活，健康用脑。生活方式对心理健康的影响已为科学研究所证实。健康的生活方式指生活有规律，劳逸结合，科学用脑，坚持体育锻炼，少饮酒，不吸烟，讲究卫生等。大学生的学习负担较重，心理压力较大，为了长期保持学习效率，必须科学地安排每天的学习、锻炼、休息，使生活有规律。学会科学用脑就是要勤用脑、合理用脑、适时用脑，避免用脑过度引起神经衰弱，使思维、记忆力减退。

（3）阳光心态，调适情绪。大学生应正视现实，学会自我调节，保持同现实的良好接触。进行自我调节，充分发挥主观能动性去改造环境，努力实现自己的理想目标，学会自我心理调适，做到心理健康：保持乐观的情绪和愉快开朗的心境，对未来充满信心和希望，遇到悲伤和忧愁的事情要学会自我调节，适度地表达和控制情绪，做到胜不骄、败不馁、喜不狂、忧不绝；保持和谐的人际关系，乐于与他人交往，能用理解、宽容、友善、信任和尊重的态度与人和睦相处。通过人际交往，使他们认识到自己的社会责任，培养遵守纪律和社会道德规范的习惯。增强心理适应能力，能与他人同心协力、合作共事，与集体保持协调的关系，保证心理的健康发展；保持良好的环境适应能力。对大学生心理产生影响和作用的环境包括生存环境、成长环境、学习环境、校园环境等。

（4）参加活动，发展交往。丰富多彩的业余活动不仅丰富了大学生的生活，而且为大学生的健康发展提供了课堂以外的活动机会。大学生应培养多种兴趣，发展业余爱好，通过参加各种课余活动，发挥潜能，振奋精神，缓解紧张，保持身心健康。通过社会交往才能实现思想交流和信息资料共享，发展社会交往可以不断地丰富和激活人们的内心世界，有利于心理保健。

（5）寻求咨询，促进健康。心理老师具备了较雄厚的理论功底和生活实践经验，对学生所面临的心理问题有良好的解答方式和处理技巧。大学生在必要时应求助于有丰富经验的心理咨询医生或长期从事心理咨询工作的专业人员和心理老师。通过与求询者的交谈，咨询者可针对求询者的各种心理适应和提出的问题，帮助求询者正确地认识到引起自身心理问题的根本原因；引导求询者更为有效地面对现实，为求询者提供建立新型人际关系的机会；增加求询者的心理自由度，帮助求询者改变过去的心理异常，最终恢复健康的心理。心理咨询兼有心理预防和心理治疗功能，通过心理咨询，可为求询者创设一个良好的社会心理环境和条件，提高其精神生活质量和心理效能水平，以实现降低和减少心理障碍、防止精神疾病、保障心理健康的目的。

（6）直面现实，理性就业。遇到就业问题时，要学会调节自己的心态，使自己能从容、冷静地面对就业这一人生重大课题，并做出正确、理智的选择。①接受客观现实，调整就业期望值。在职业生涯规划和职业发展观念的基础上重新确定自己的人生轨迹。学会规划自己整个人生的职业生涯。在择业时不要期望太高，可以先选择一个职业，不断提高自己的社会生存能力和增加工作经验，然后再凭借自己的努力，通过正当的职业流动，来逐步实现自我价值。②充分认识职业价值，树立合理的职业价值观。我们要充分认识职业对个体发展、社会进步所起的重要作用。在择业时，不能只考虑工作的经济收入、工作条件、地点等因素，更要考虑职业对自我人生发展的影响与作用，考虑职业能否帮助自己实现自我价值。③认识与接受职业自我，正确地认识自己的职业心理特点并接受自我，是调节就业心理的重要途径，可以帮助我们找到适合自己的职业方向。要承认自己的现状，学会扬长避短。④坦然面对就业挫折，提高心理承受力。在就业市场化、就业需求形势不佳、就业竞争激烈的条件下，出现求职失败是在所难免的，不能期望自己每次求职都能成功。要对可能出现的求职挫折有充分的心理准备。同时，应把就业看作一个很好的认识社会、认识职业生活、适应社会的机会，应通过求职活动来发展自己，促进自我成熟。

（7）恋爱受挫，理智行事。大学生要树立正确的大学恋爱观，积极面对爱情。失恋后应当学会自我调节。①正确认知，冷静分析失恋的原因。要摆脱失恋的痛苦，防止心理和行为失常。冷静地分析失恋原因是有效消除失恋痛苦的途径之一。②学会转移。失恋是痛苦的，它在人们心境中的印记常常具有触发性，因此失恋后可立即换个环境，暂时与会触动自己恋爱痛苦回忆的景、物、人隔离，并主动置身于新的、欢乐的、开阔的人际交往环境与自然环境中，或将自己的注意力集中在自己感兴趣的事物中，将失恋的痛苦转化为动力，理解人生的意义不仅仅是爱情，还有比爱情更重要的东西。另外，可以转移感情，寻找替代者，抱着"天涯何处无芳草"的信念，以诚心去寻觅真正属于自己的爱情。③学会自我安慰。自我安慰是一个很好的缓解失恋者痛苦的方式，首先，采用"酸葡萄效应"，多想想以前恋人的缺点，不想或者少想对方的优点，这有助于打破理想化倾向，使自己更容易忘记对方。其次，可以采用"甜柠檬效应"，把自己的各项优点罗列出来，找出自己的美好之处，这样有利于恢复自信和减轻自己的痛苦。④合理宣泄。失恋后应当把自己心中的压抑向亲朋好友诉说，既能得到他们的同情、安慰和鼓励，也能得到他们客观的分析和中肯的建议，有利于失恋者冷静地对待失恋，达到心理的平衡。如果无合适的倾诉对象，可以把自己的痛苦写出来，还可以关起门来大哭等，从而尽情地发泄自己的情绪，以达到心理的平衡和理智状态的恢复。当然，宣泄要适度，不能过度，否则会使自己沉溺于消极的情绪之中，不但不能减轻痛苦，反而会使自己神智失常。

［延伸阅读］

大学生心理健康问题案例分析

案例一：小 S，女，大三，本地人，相貌平平，成绩一般，跟同学关系较差，从大一下学期起就申请了走读，除了上课和考试基本不与同学有任何交往。她表示：自己和"不熟悉"的人在一起生活会感觉不自在，而且大学里的同学来自大江南北，生活习惯与个性有很大不同，自己难以适应。她平常的最大娱乐就是在家里上网，因为"在虚拟世界里的交往比较有安全感"。

专家分析：交往恐惧是以焦虑、自闭为主要特性的综合心理障碍。有些大学生在自己熟悉的场合言谈流畅，交往自如，可一旦被要求与陌生人交谈或作公众发言，就会不由自主地感到紧张和害怕，语无伦次。由于现在大学生面临的学业压力和就业压力日益增大，尤其是网络时代的来临，使得大学生容易沉迷于网络虚拟的社交活动，以对抗日益增大的精神紧张情绪，从而忽略了真实的人际社会中人与人的直接交流的社会技巧的锻炼。

案例二：梁某是电影学院导演系的研究生，个子高，长得也很帅，但几年下来他有一个很悲观的想法：做导演需要出名，而真正出名的导演又有几个呢？而且自己家是外地的，从本科到研究生一路走来实在太累了，要协调各方面的关系。这种压力压得他喘不过气来，最终，他办理了退学手续。学校的老师、同学无不为他惋惜。

专家分析：当前大学生普遍面临的压力过大、心理落差大的问题，与整个社会发展的形势和家庭的影响是分不开的。首先，是大学生的就业问题。大学的扩招，让一些学生在上学的时候就对毕业后的就业问题产生焦虑。另外，自我和家庭对学生前途所定的目标过高，有的学生有一种为家长读书的想法，想的是将来要怎样报答家长，有的学生给自己定了一个不太符合实际的目标，这些都可能导致在最终结果上产生很大的心理落差。这需要学生找准自己的位置，正确评价和认识自己，无论怎样，知足常乐是不变法则。另外，不要好高骛远，要脚踏实地一步步走好自己的路。

案例三：前段时间，大连一知名网站的论坛上出现了一个"出租自己"的帖子，引起了许多网友的注意。帖子称："本人欲将自己出租，只要不违背法律的要求都在考虑范畴！陪聊、陪逛、陪吃……价格再议。"发帖人自称是一名 22 岁刚从新西兰回国的大学生，"出租自己"只因为"太无聊"。

专家分析：相当一部分大学生是在一种不成熟的状态下，凭着自己青春期的冲动，把任何事物都看得很美好。他们缺少挫折锻炼，心理承受力太弱。另外，在大学里，可能无形之中同学之间会有一个比较，比如同宿舍的人都有男（女）朋友了，但是自己没有，那么可能就造成一个心理落差，导致情绪很不稳定，精神比较空虚。有的则是一旦失恋，就痛苦不堪，无法恢复正常的生活学习，好像没了恋人就无法生活了似的。

大学生谈恋爱，要把自己放在一个正确的位置，适当控制自己的情绪，即使恋爱失败了，也只能说可能彼此不是最适合的，而且，还可以通过失败的恋爱吸取经验，从中学会怎样和异性交往。

[法律条文链接]

《关于加强普通高等学校大学生心理健康教育工作的意见》（教育部 2001 年）

《关于进一步加强大学生心理健康教育工作的若干意见》（教育部办公厅 2003 年）

《普通高等学校大学生心理健康教育工作实施纲要（试行）》（教育部办公厅）

《高等学校学生心理健康教育指导纲要》（中共教育部党组）

第七章 ｜ 性安全

自古以来，由于受封建传统思想的影响，我国人民总是"谈性色变"，家庭与学校的性教育也比较欠缺。然而，目前在校大学生有关性的问题却日益突出，进而引发了暴力、色情、传染病等一系列问题，对在校大学生实施性安全教育迫在眉睫。

第一节　大学生的性健康

一、性健康的含义

性健康是指人类性器官及其功能和过程涉及的有关身体、精神和社会等方面的完好状态，而不仅仅是没有疾病和虚弱。我国性科学家对性健康的界定为："在身心和谐、人性丰满的基础上，通过密切人际交往和建立爱情的方式，达到性行为在肉体、感情、理智和社会生活诸方面的协调和圆满。"性健康也同人类健康一样，既是先天固有的，又是后天习得的，既受自身生理发育机能影响，也受思维、语言、情感、意识等心理因素的影响，还受社会文化背景、伦理道德、法律法规的制约和影响。因此，性健康有多方面的内涵，包括性生理健康、性心理健康、性行为健康、性道德健康、生殖健康等。它包含了性的生物、心理、社会三重属性。无论是是性生理、性心理、性行为还是性道德都不是独立存在的，它们之间相互联系、相互影响、相互促进、相互制约，在动态发展的过程中给人以健康的性。性健康教育作为大学生素质教育的重要组成部分，不仅包括性知识方面的教育，而且强调良好的性态度、性道德、性行为的养成和正确性文化的熏陶。①

二、大学生应掌握的性健康知识

大学生作为青少年中思想较开放、文化层次较高的群体，其性生理已基本成熟，有着强烈的情感和生理需求，然而，由于我国特殊的历史和文化因素，性及性健康教育一直没有受到人们应有的重视和正确对待。大学生的性心理与性生理的成熟并不完全同步，导致他们对恋爱中的一些行为结果做出偏差评估，易造成生理和心理伤害。因此，明确性健康的内涵，建立健康的性观念和性态度，克服自卑心理或失落感，消除性紧张和性焦虑，懂得什么是安全和负责任的性行为，防止意外妊娠和性病干扰，是大学生必须了解的性健康内容。

(一)遗精或月经等生理现象正常吗?

遗精和月经是人成长过程中必然出现的自然的和正常的生理现象，但仍有一部分大学生对此有着不正确的认识，并深受其困扰。针对大学生的调查显示，部分男大学生对遗精存有"羞愧""厌恶""不安""困惑"等不良情绪反应，甚至认为是自己思想肮脏、卑鄙所致；部分女大学生对月经存有"紧张""厌恶""不安"和"情绪低落"等不良情绪反应。相当多的女大学生随着月经的周期性变化，食欲、性欲、情绪、记忆力等方面会发生程度不同的变化，有的还会有头痛、疲乏、腹痛等身体不适感。个别大学生因此产生较为严重的心理障碍。

(二)对身材、样貌不满意怎么办?

对男大学生而言，一是容易对自己的生殖器官不满意，错误地认为阴茎的大小意味着性功能的强弱；二是误将个头的高矮作为女性审美和择偶的重大关联项。而对女大学生来说，一是顾虑自己乳房小，错误地将乳房的大小与是否获得更多的异性青睐联系在一起；二是担忧肥胖问题，既希望苗条，又希望丰满，两者不能兼得，于是产生矛盾心理。还有的大学生被脸上的"青春痘"所困扰。面对这些困扰，大学生如果不能正确认识自己的身体和第二性征，甚至将其看作自己的缺陷，就会产生自卑心理，以致影响人际交往、学习和生活。

---

① 胡佩诚.名家通识讲座书系:性健康十五讲[M].北京:北京大学出版社,2009:80.

(三)性幻想是正常的心理活动吗?

由于性生理的成熟,受到性需要的驱使,大学生会伴有强弱不同的性冲动。因此,大学生会出现爱慕异性、渴望与异性相处等现象,有时会有意无意地想到性的问题,甚至产生性幻想、性梦等各种性心理活动。性幻想又叫性的白日梦或精神"自淫"。性幻想是大学生中比较普遍和正常的心理活动。性梦是指个体进入青春期后,在睡梦中出现的带有各种性内容或性色彩的景象。对于这些性生理现象,有的大学生会感到羞耻、自卑,注意力不集中,甚至焦虑不安。有的大学生由于频繁的性幻想或性梦而影响休息、睡眠和体力的恢复,严重的还会导致神经衰弱,给身心健康带来不利影响。

三、性压抑情绪的不良反应

由于我国有着几千年的封建历史,谈性色变的保守观念依然影响着家长和当代大学生,大学生和异性接触的渴望与社会、学校及家长的严格规约常发生矛盾。于是,有些大学生强迫自己回避性需求,使自己长期处于紧张、焦虑等状态,形成严重的性压抑。性压抑易使人产生不健全的心理,如怀疑、敏感、孤僻、抑郁、烦躁、嫉妒,还会造成性恐惧和性敏感。在这种不良的情绪压力下,一旦接触错误的性引导和强化,就容易走入另一个极端,少数学生以扭曲的方式、不良甚至变态的行为进行宣泄,过早地沉迷于谈情说爱中,甚至发生性过失、性犯罪。

四、性行为带来的心理困扰

大学生的性行为主要是自慰性行为、边缘性行为和婚前性行为,其中自慰性行为是最常见的。自慰性行为(手淫)也是构成心理困扰的重要原因之一。手淫是青春期成熟的一种生理表现,是解除因性紧张而引起的躁动、不安的一种方式,适当的手淫对身体是无害的。但有些夸大手淫害处的宣传使部分学生感到紧张不安。因手淫而产生思想负担的大学生,普遍表现出自责、担忧、羞愧和焦虑等不良情绪。边缘性行为泛指除性交外的一切亲昵行为,如拥抱、接吻、抚摸、游戏性性交等。在大学中,与恋爱情感发展深度相适应的边缘性行为已基本被人们所接纳,但任何与情感发展不相适应的亲昵行为都将导致不真实感,并引发内心焦虑与空虚。婚前性行为是大部分高校校规中公开禁止的。但据调查,有超过半数的大学生可以接受婚前性行为。在发生性行为后,男生往往产生严重不安、自我否定和恐惧焦虑等心理，女生也往往不能摆脱失贞心理，从而给双方关系蒙上阴影。另外，由于缺乏条件或避孕措施，大学生性行为极易导致怀孕，也会对男女双方造成严重影响。[①]

五、女大学生的性健康

近年来，由于艾滋病和其他性传播疾病的流行，人们非常关心性生活的安全。尤其是女大学生，由于其生理的特殊性，在生活中如果出现以下情况，应速去医院检查治疗。[②]

应对要点

（1）乳房压痛。拥抱或抚摸时若发现乳房某点有压痛，用手掌平摸该痛点，可发现有小硬块并有触痛时，应警惕乳房肿瘤。

（2）乳头溢奶。若抚摸挤压乳房或吸吮乳头时，有乳汁溢出，应警惕患脑垂体肿瘤。

（3）乳头溢血。挤压乳房或吸吮乳头时，若有血性分泌物流出，可能是早期乳腺癌的先兆；或者挤压乳房时有浅黄色液体溢出，也应提高警惕。

（4）下腹隆起。下腹部隆起应引起重视，特别是仰卧时，下腹仍然隆起，用手掌触摸时有坚实感，应警惕卵巢肿瘤。

（5）阴道流血。性交后排出的黏液中含有鲜血常是宫颈癌的早期信号，即使是极少量亦应警惕。

（6）尿频、尿急。尿频、尿急、尿痛是急性尿路感染的症状。但如果是性交后不久，感到尿频、尿急、尿痛，并伴有白带增多，可能是患有滴虫性阴道炎、霉菌性阴道炎或从男方染上了淋病。

（7）鱼腥臭味。性交时或性交后阴道散发出鱼腥样臭味，并伴有外阴瘙痒、阴道烧灼痛，可能是患上了阴道炎。

（8）下腹绞痛。性交后不久，出现小腹阵阵绞痛，并伴恶心呕吐，可能是原有卵巢肿瘤急性扭转。疼痛有时会随体位的改变缓解甚至完全消失，但也不应放松警惕。

---

① 孟静雅. 大学生性心理困扰与健康[J]. 教育探索，2006(9)：84.

② 冯小君，马晓年. 性健康指导师(职业技能培训鉴定教材)［M］.北京：科学技术文献出版社，2016：153－154.

［延伸阅读］

网易公开课：大学生性健康修养

　　"大学生性健康修养"是一门素质教育课程，通过课程告诉青少年学生"性"是自然现象。从本质上来说，"性"是与生俱来的，无善恶之分。性的社会属性是通过教育实现的，不是天生具备的。

第二节　性传播疾病

世界卫生组织(WHO)于1975年提出,凡能通过性行为感染的疾病统称性传播疾病(STD),也称性病。目前,国外列入STD的疾病已有20多种,我国将淋病、梅毒、艾滋病、尖锐湿疣、非淋菌性尿道炎、生殖性疱疹、软下疳和淋巴肉芽肿8种对人类健康危害严重或比较严重的STD列为重点防治的性病。

一、性传播疾病的特征

(一)病原体种类繁多

如淋病由淋球菌引起,梅毒由梅毒螺旋体引起,艾滋病由人免疫缺陷病毒1、2型引起,尖锐湿疣由人乳头状瘤病毒引起等。目前,由于检测技术所限,性病的诊断多以临床表现为准。

(二)传播途径以性接触为主,但其他途径也能感染

生殖器官部位适宜的温度和湿度,有利于病原体生长繁殖。通过性接触,病原体很容易传播给对方。有些病原体还可通过污染衣物、注射器针头、输注血液制品等途径传播感染。淋病、非淋菌性尿道炎、尖锐湿疣、生殖器疱疹等均可通过污染衣裤、毛巾、浴盆、便器等间接接触感染。艾滋病、梅毒可经血源传播。有的患者由于不愿意暴露隐私和病变部位,所以得不到及时诊治。

(三)性病不仅会给患者带来生理上的痛苦,也容易诱发心理异常

性病不仅会因其各种症状给患者带来痛苦,而且会对患者脏器造成实质性损害,轻者引起脏器功能紊乱、畸形,重者可诱发肿瘤甚至直接威胁生命。近年来,意外妊娠、人工流产和性传播疾病(STD)的发生率不断上升,这与青少年婚前性行为年龄提早、发生率提高密切相关。同时,由于社会歧视、传统文化等因素的影响,性病(STD)患者不仅存在许多心理问题,而且与性病(STD)有关的精神疾病发生率也越来越高。性病(STD)就诊患者可能存在的心理问题有恐惧、抑郁、焦虑、怨恨、怀疑、否定等。性病(STD)门诊中常见的三种神经症是恐惧症、疑病

症和强迫症。对性病恐惧症患者的临床观察发现，这些患者均对性病极度恐惧、紧张、焦虑，并伴有异常心理和行为。

二、常见的性传播疾病

(一)梅毒

梅毒是一种历史悠久、广为人知、危害严重的常见性病，梅毒是由苍白密(梅毒)螺旋体引起的慢性、系统性性传播疾病。主要通过性途径传播，临床上可表现为一期梅毒、二期梅毒、三期梅毒、潜伏梅毒和先天梅毒(胎传梅毒)等。梅毒是《中华人民共和国传染病防治法》中，列为乙类传染病防治管理的病种。梅毒的皮损形态多种多样，痛苦症状很少，但是一旦累及系统脏器，如神经、心脏、骨骼，就会造成不可逆转的畸形损害，甚至威胁生命。

梅毒分为先天梅毒和后天梅毒。先天梅毒又称胎传梅毒，途径为罹患梅毒的母亲直接将病原体通过胎盘传给胎儿。后天梅毒多由不良性行为导致。有轻微破损的皮肤(多数情况下这种轻微破损不为人所察觉)接触了含有梅毒螺旋体的血液或体液是染上此病的直接途径。早期梅毒皮损处，如硬下疳、扁平湿疣等皮疹的渗出物含有大量梅毒螺旋体。还有一些患者由于输血或使用了被污染的医疗器械而感染梅毒，原理上依然属于体液传染。间接传染，即由于接触了梅毒患者的日常用品而感染的不常见。

(二)淋病

淋病是淋病奈瑟菌(简称淋球菌)引起的以泌尿生殖系统化脓性感染为主要表现的性传播疾病。淋病的主要传播途径是性接触，有时也可因密切接触淋病患者污染物而致病。淋病具有潜伏期短、传染性强的特点，而且可能导致多种并发症，严重影响患者生活质量。其发病率居我国性传播疾病第二位，是《中华人民共和国传染病防治法》中规定的需重点防治的乙类传染病。

淋球菌为革兰阴性双球菌，离开人体不易生存，一般消毒剂容易将其杀灭。淋病多发生于性活跃的青年男女。淋病的临床表现潜伏期多为 1～14 天，平均 3～5 天。患者感染后主要表现为尿道炎症状，后期可以沿尿路上行，累及多种器官。因为有些患者症状轻微，甚至没有症状，所以更增加了该病的传染危险度。有文献统计，由于解剖结构的差异，与淋球菌携带者一次性接触后，女性感染的概率是50%，而男性则为20%，被感染的风险随着接触次数的增多而逐渐增高。但是，以上统计不应该成为男性放松警惕的原因，因为男性一旦感染，出现症状的概率和症状的严重程度往往远高于女性。淋病患者若能早期、及时、适当治疗，一般预后良好，但若延误治疗或治疗不当，则可能产生并发症或播散性淋病，造成严重后果。

(三)艾滋病

艾滋病是一种危害性极大的传染病，由感染艾滋病病毒(HIV病毒)引起。HIV是一种能攻击人体免疫系统的病毒，是目前尚无预防疫苗又无有效治愈办法且病死率极高的病毒。它把人体免疫系统中最重要的CD4T淋巴细胞作为主要攻击目标，大量破坏该细胞，使人体丧失免疫功能。因此，HIV患者易感染各种疾病，并可发生恶性肿瘤，病死率较高。HIV在人体内的潜伏期平均为8至9年，患艾滋病以前，可以没有任何症状地生活和工作多年。

艾滋病(或HIV病毒)主要通过血液、精液、阴道分泌物、乳汁等体液传播。已证实的传播途径有以下几种：一是性传播，即通过异性或同性性行为传播。二是血液传播，即通过共用未经消毒的注射器和针头注射毒品、输入含有艾滋病病毒的血液或血液制品、使用未经消毒或消毒不严的各种医疗器械(如针头、针灸针、牙科器械、美容器械等)、共用剃须(刮脸)刀及牙刷等传播。三是母婴传播，即通过胎盘、产道和哺乳传播。艾滋病(AIDS)不会通过空气、饮食(水)传播，不会通过公共场所的一般日常接触(如握手，公共场所的座椅、马桶、浴缸、游泳池等)传播，也不会通过纸巾、硬币、票证及蚊虫叮咬而传播。

针对艾滋病，2017年1月19日，国务院办公厅发布了《中国遏制与防治艾滋病"十三五"行动计划》(以下简称《行动计划》)。这是国务院印发的第4个遏制与防治艾滋病五年行动计划。编制和实施《行动计划》是全面落实《中华人民共和国传染病防治法》和《艾滋病防治条例》，进一步推进艾滋病防治工作，维护人民群众身体健康与社会和谐稳定的重大举措。该《行动计划》提出了六项防治措施，包括提高宣传教育针对性，增强公众艾滋病防治意识；提高综合干预实效性，有效控制性传播和注射吸毒传播；提高检测咨询可及性和随访服务规范性，最大限度发现感染者和减少传播；全面落实核酸检测和预防母婴传播工作，持续减少输血传播和母婴传播；全面落实救治救助政策，挽救感染者和患者生命并提高生活质量；全面落实培育引导措施，激发社会组织参与活力。

（四）非淋菌性尿道炎

非淋菌性尿道炎是一组性疾病，可由多种病原体致病，主要包括沙眼衣原体、解脲支原体等，它们既可以单独感染，也可以混合感染。该病属于性传播疾病，症状类似淋病的尿道炎，但较轻微，因而要与淋病区别诊断。非淋菌性尿道炎治疗效果比淋病差，在发达国家发生率较高，近年我国的发病率也有上升趋势，而且主要累及青壮年男女。沙眼衣原体是一种寄生于细胞质内的微生物，至少有 15 种血清亚型，其中 D、E、F、G、H、I、J、K 八种亚型与非淋菌性尿道炎相关。沙眼衣原体的致病性目前已经得到科学证实。支原体是最小的可以独立生活的原核生物，也有许多亚型，过去人们认为它是病原体，然而近年的研究发现它可存在于正常人群体内，所以现在多数情况下不把它作为确诊指标。非淋菌性尿道炎主要通过不洁性交传播，偶尔也可以通过间接途径感染，胎儿通过感染的产道时也有被传染的风险。该病潜伏期一般为 1～3 周，发病缓慢。男性的症状主要为尿道痒痛，伴有轻度到中度尿急、尿频、尿痛和排尿困难的尿道炎症状，尿道口有少量半透明黏稠分泌物是其较特异的症状，尤其晨起时更明显。检查时可轻挤尿道口，看是否有少量分泌物排出。男性患者通常自觉症状轻微，病情进展缓慢，甚至迁延数月，若不积极治疗，可能并发附睾炎、前列腺炎等。此时患者常自觉不适，且治疗效果不佳，重者可能造成不孕。女性的症状更加轻微，多数情况下只表现为阴道白带增多、宫颈炎，但可能并发前庭大腺炎、阴道炎、输卵管炎和盆腔炎。女性附件炎发生时，也会有比较明显的自觉症状，而且容易慢性反复发作。胎儿分娩时可能经产道感染，在出生后发生结膜炎，损害视力，也可能引发衣原体间质性肺炎。

（五）尖锐湿疣

尖锐湿疣即常说的生殖器疣，是一种常见的性传播疾病。尖锐湿疣很容易被患者发现，但是因为没有症状，所以有时得不到足够的重视，临床上常能见到巨大尖锐湿疣，甚至严重到累及整个外阴生殖器及肛周。巨大尖锐湿疣不仅治疗困难，而且本身就是一种癌前病变。尖锐湿疣的病原体是人类乳头瘤病毒（HPV），人类是它的唯一宿主，通过皮肤黏膜微小破损而侵入。引发尖锐湿疣的 HPV 常见类型是 6、11、16、18，其中 16、18 与肿瘤发生密切相关。尖锐湿疣潜伏期较长，为 1～9 个月，平均 3 个月。其传染途径主要是性接触，偶尔也可以通过接触被污染的器具而间接感染，甚至通过自身接种而扩散。尖锐湿疣好发于外生殖器、肛门，尤其是龟头、冠状沟、包皮系带等处。

（六）生殖性疱疹

生殖器疱疹是由单纯疱疹病毒（HSV）引起的性传播疾病，是常见的性传播疾病之一。人是单纯疱疹病毒的唯一自然宿主。处于发作期、恢复期的患者，以及无明显症状的感染病毒者为该病的传染源。它主要通过病损处的水疱疱液、局部渗出液、病损皮肤黏膜表面等存在的病毒进行传播。该病主要通过性行为传播，男同性性行为者传染的危险性也很大。有时在口唇及其周围患有疱疹的人，可通过口—生殖器性交，使对方感染生殖器疱疹。因此，不同方式的异性或同性性行为，都可以传播生殖器疱疹。由于有感染性的病毒能在潮湿的环境中存活数小时，因而也有可能在少数情况下通过污染物而间接传播。此外，患生殖器疱疹的母亲，在分娩过程中通过产道，可将病毒直接传染给新生儿，或在怀孕过程中患病，将病毒通过胎盘传给胎儿。

生殖器疱疹可反复发作，对患者的健康和心理影响较大，还可通过胎盘及产道感染新生儿，导致新生儿先天性感染。因此，该病也是较为严重的公共卫生问题之一，应对其有效的防治引起重视。

（七）软下疳

软下疳是由杜克雷嗜血杆菌感染引起，主要发生于生殖器部位多个痛性溃疡，多伴有腹股沟淋巴结化脓性病变的一种性传播疾病。本病由性交传染，临床上男性患者多于女性患者，在我国比较少见。

（八）淋巴肉芽肿

淋巴肉芽肿又称腹股沟淋巴肉芽肿或第四性病，与梅毒、淋病和软下疳统称为经典性病。淋巴肉芽肿是由不洁性交引起的一种传染病，主要通过性接触传播，偶尔有因污染物（受原发损害如发生在生殖器官皮肤、黏膜的脓疱、溃疡，破溃的淋巴结及直肠溃疡溢液污染）而感染的。在发达国家，多因来自热带地区的旅游者或同性恋者传播，我国目前尚未见报告。

第三节 性传播疾病的应对与预防

一、加强性科学知识的系统学习，积极预防性疾病及心理问题

大学生应主动学习性相关知识，选择国家正规出版机构和渠道出版的读物或载体的信息，警惕色情读物的腐蚀。另外，还要坦然接受专业咨询人员的正确指导，在直接的沟通交流中获得性科学知识，并得到具体的帮助。性生理知识的范围是很广的，几乎每一个人在进入青春期之后都会或多或少地受到这方面的困扰，尤其是女生，特别要学会对性器官进行必要的自我检查，学会观察自己身上的一些生理现象，通过观察可以很快发现可能存在的问题，以便及时得到检查和治疗。同时，发现自身患性病后，一定要及时到正规的医院就诊，同时不要与他人发生性关系，避免交叉感染、迁延不愈。

应对要点

(1)杜绝忌医心理，即害怕暴露隐私，不肯及时就医或不愿意到正规医院就诊。殊不知这样很容易耽误病情，错治和过度治疗都会对患者造成巨大的伤害。

(2)克服恐惧心理。很多患者罹患性病后心理压力巨大，甚至在各项临床指标均正常后还感觉不适，具体表现为疑病症、恐惧症和强迫症，这时往往需要进行心理治疗。

(3)不要抱"无所谓"心理。有些患者对于罹患性病毫不在意，治疗不及时，或者自觉症状减轻就擅自停药，更有甚者，疾病还未治愈就又重复感染，造成严重后果。

(4)不要有迷信心理。迷信广告中基因诊断、分子生物学方法等科学名词，乱投医。对于性病，国家卫生部门专门制定了标准的诊断方法和治疗方法，不仅有效而且安全，那些广告上的高科技名词并不意味着先进。总之，性病的防治不仅是医学问题，而且是社会问题、心理问题。

二、不断完善性观念，学会调节性欲望和性冲动

《中华性学辞典》对性观念的定义是：对性的总的认识和看法，包括性生理、性心理、性道德和性文化的各种观点，以及恋爱观、婚姻观、性别角色认同等。大学生应认识到男女都有自由交往的权利，但要学会保护自己，要尊重女性的性权利，打击并防范强奸和性侵犯。作为大学生这个群体中的一员，性观念的完善可以更好地解决由性带来的各种困惑和问题，与他人友好地交往，建立良好的爱情关系，从而达到身心健康、稳定、和谐的状态。

每一个健康的、发育完全的人，不论男女都必然会有性欲望和性冲动，大学生正处于青春发育后期，生理基本成熟，心理接近成熟，只待更进一步完善，在这个时期使自己的性欲望和性冲动得到很好的调节非常重要。因此，大学生一方面要积极参与正常交往，并学会将群体性交往转变为个体性交往。个体之间的正常交往可以满足心理需要，达到性心理平衡。另一方面，要通过正常的方式进行精力的宣泄。对男生来说最好的调适方式是剧烈运动，也可以适当地进行自慰来进行性发泄。同时，更提倡用一种积极的方式来取代性欲、转移性欲，如增加生活内容，培养各种兴趣爱好，投入各种学习等。

三、避免发生婚前性行为，培养良好的卫生、生活习惯

据调查，中国大学生对于婚前性行为虽然在旁观、理性层面上能够接受，但是如果涉及自身，情绪层面还是比较保守的。中国的文化传统也对婚前性行为持否定态度，婚前性行为仍旧和自尊、自爱、责任相关联，这种文化对于女生的影响要明显大于男生。[①] 一方面，发生婚前性行为可能会影响未来的婚姻和家庭关系。另一方面，发生婚前性行为可能会带来心理问题。最直接的心理问题就是对性的厌倦感。这种厌倦感一旦产生就会泛化，影响亲密关系的建立和维持。

---

① 李娟，杨洁.大学生婚前性行为的新趋向[J].教育观察，2018(13)：41.

预防要点

(1)遵守法律和道德,洁身自爱,避免婚前性行为,反对性乱交。

(2)远离卖淫、嫖娼等违法活动。

(3)不进行任何方式的吸毒行为,远离毒品。

(4)不使用未经检验的血液制品,减少不必要的输血。

(5)不去消毒不严格的医疗机构打针、拔牙、针灸、美容或手术。

(6)不与他人共用牙刷、剃须刀、护肤品等。

(7)避免在日常工作、生活中沾上性病患者的血液。

(8)不在不清洁的水中游泳,不使用公用的毛巾。

(9)勤换内裤,不将内裤与外衣混合洗涤。

(10)正确使用安全套,减少感染艾滋病的危险。

四、几种简易的消毒方法

(一)手的消毒

人的手直接、频繁地接触物品,手部皮肤上带有细菌、病毒等各种微生物,其中以皮肤褶皱和指尖最多。这些细菌不仅有可能使人体染上疾病,还有可能通过握手、接触其他物品,如电话、门把手等方式,把细菌传播给别人。我们应加强手的消毒,可用肥皂水刷洗数次后再用流动清水冲净,有条件的可用聚维酮碘(碘伏)或乙醇(酒精)揉擦1~2分钟。

(二)外阴消毒

医院在做妇科检查的时候,一般都是用聚维碘碘消毒,聚维碘碘对皮肤黏膜没有刺激性,而且消毒效果比较好。

(三)毛巾消毒

湿毛巾的病菌含量明显多于干毛巾,因此应尽量让毛巾保持干燥,分用途使用,尽量2~3个月更换毛巾。同时,可以用水煮或微波炉高温的方式对毛巾进行消毒。

（四）餐具消毒

对于耐高温的餐具可采用煮沸的方式消毒，一般在沸水中煮 10~20 分钟即可。不耐高温的餐具可采用浸泡消毒，如使用漂白粉、氯胺 T 钠、高锰酸钾等消毒液浸泡。浸泡时一定要注意药液必须没过餐具；药液浓度要按规定要求，如漂白粉用 0.5% 澄清液；肝炎患者的餐具要用 3% 的漂白粉澄清液。浸泡时间要充足，一般需 15~30 分钟；浸泡后再用清水冲洗干净，最好用流动水冲洗。

（五）被单、衣物消毒

清洗、清洁除尘或在日光中曝晒等方式都能排除或减少病原体，但不能杀灭病原体。大多数病原体可在 60℃~70℃ 死亡。所以要彻底消毒，可使用煮沸消毒法或用 1%~2% 优氯净、0.04% 过氧乙酸浸泡后再漂净。

（六）便器、浴池表面及地面的消毒

84 消毒液是一种以次氯酸钠为主的高效消毒剂，早期仅在医院内使用，多用于医疗器械、布类、墙壁、地面、浴池、便器等的消毒。现在市面上到处可买到 84 消毒液，但 84 消毒液有一定的刺激性与腐蚀性，必须稀释以后才能使用。一般稀释浓度为 2‰~5‰，即 1000 mL 水里面放 2~5 mL 84 消毒液，浸泡时间为 10~30 分钟。应注意的是消毒剂用于不同部位时浓度应不同；一次最好选用一种消毒剂，以免相互干扰；含氯制剂有漂白、腐蚀作用。

专家提醒，使用消毒产品进行预防性消毒时，应慎重选择消毒产品的种类，不能盲目使用，要使用刺激性小、毒性低、安全性能好的产品。此外，科学使用也非常重要。各种消毒产品固然有抗菌杀毒的强效清洁作用，但对身体也有一定的毒性，所以一定要严格按照产品说明书的步骤和要求谨慎操作，严格控制消毒药物的使用浓度、使用量及作用时间。

<h1 style="text-align:center">第四节　性侵害</h1>

2012 年，美国学术场所女性联合委员会发布《校园性侵害：建议政策与程序》报告。该报告给出的数据不容乐观：18～22 岁女性在高校校园中遭遇性侵害的风险是其他生活阶段的 4 倍以上，并且远高于她们那些没有读大学的同龄人。我国学者普遍把性骚扰与强奸、强制猥亵和侮辱妇女一起归类为性侵害。近几年，随着我国高校频繁曝出性骚扰事件，公众对性骚扰的关注点转移至高校。高校教师性侵女学生事件屡见报端，如江西某大学国学院副院长周某长期猥亵、性侵该校女生，厦门某大学历史系教授吴某性侵女生。因此，大学生有必要了解性侵的类型，并掌握预防性侵的具体方法。

一、性侵害的类型

(一)强奸

强奸又叫性暴力、性侵犯或强制性交，是指违背被害人的意愿，使用暴力、威胁或伤害等手段，强迫被害人进行性行为的一种行为。目前，我国强奸罪的受害对象仅限于女性，并不包括男性。判断某种行为是否为强奸主要看两个方面：第一，犯罪分子是否使用了暴力、胁迫或者其他手段，使受害人处于不能反抗、不敢反抗、不知反抗状态或利用妇女处于不知、无法反抗的状态而乘机实行奸淫。这里的暴力手段是指殴打、捆绑、堵嘴、卡脖子、按倒等危害人身安全或者人身自由的手段，胁迫手段是指对被害人进行威胁、恫吓，达到精神上的强制，使妇女不敢反抗的手段，既可以直接对受害人进行威胁，也可以通过第三者进行威胁，既可以是口头胁迫，也可以是书面胁迫，如以揭发隐私、毁坏名誉相胁迫。第二，犯罪分子行为的目的是否是与被害妇女发生性交。如果犯罪分子不具有奸淫目的，而是以性交以外的行为，如抠摸、搂抱的猥亵行为满足性欲，则就不构成强奸罪。根据《中华人民共和国刑法》第二百三十六条的规定，犯强奸罪的，可以处三年以上十年以下有期徒刑；情节严重的，处十年以上有期徒刑、无期徒刑或者死刑。

(二)猥亵

猥亵是指以刺激或满足性欲为目的,用性交以外的方法实施的淫秽行为。猥亵既可以发生在男女之间,也可以发生于同性之间。所谓猥亵,是指对受害人的抠摸、舌舔、吸吮、亲吻、搂抱、手淫等行为,以及用下流动作或淫秽语言调戏他人的行为。例如,拉扯衣服,追逐、堵截他人,向他人身上泼洒腐蚀物、涂抹污物等。正确认识猥亵行为还需要将一般猥亵和强制猥亵予以区分。2015 年 11 月 1日正式施行的《中华人民共和国刑法修正案(九)》将"强制猥亵妇女"修改为"强制猥亵他人",使得男性遭受猥亵时同样有法可依。但猥亵罪只针对以强制方法猥亵他人的行为,对于非强制性的猥亵他人行为不能视作犯罪,同时对于情节显著轻微、危害不大的强制猥亵他人行为也不能视作为犯罪。猥亵行为不构成犯罪时,可以依据《中华人民共和国治安处罚法》第四十四条处罚,即猥亵他人的,或者在公共场所故意裸露身体,情节恶劣的,处五日以上十日以下拘留;猥亵智力残疾人、精神病患者、不满十四周岁的人或者有其他严重情节的,处十日以上十五日以下拘留。因采用强制性行为构成了强制猥亵罪,按照刑法的规定,处五年以下有期徒刑或者拘役,有恶劣情节的,处五年以上有期徒刑。

(三)侮辱妇女

侮辱妇女是指行为人为了寻求精神刺激,满足畸形性欲,而对妇女采取侮辱性行为。在我国刑法中,对于侮辱行为的处罚涉及两个罪名,一个是侮辱罪,一个是强制猥亵、侮辱妇女罪。当行为人采用公然强行扒妇女的衣服、对妇女身体进行某些动作性猥亵、侮辱时,对行为人是定侮辱罪还是强制猥亵、侮辱妇女罪,关键在于行为人的主观目的和动机。侮辱罪中的侮辱妇女,行为人的目的在于败坏妇女的名誉,贬低其人格,动机多出于私愤报复、发泄不满,这一点与侮辱其他人(男性)、其他侮辱行为(如以大字报进行侮辱)没有什么区别。另外,侮辱妇女罪在有些场合,行为人侮辱的对象即妇女具有不特定性,而侮辱罪的对象只能是特定的。

(四)性骚扰

性骚扰一词是舶来品,其英文为 sexual harassment,最早由美国的女权主义者、法学教授凯瑟琳·麦金侬在 20 世纪 70 年代提出。在我国,性骚扰行为的法律适用散见于法律法规，如《中华人民共和国妇女权益保障法》《中华人民共和国治安管理处罚法》《中华人民共和国儿童权益保障法》《中华人民共和国青少年权益保障法》《中华人民共和国老年人权益保障法》《中华人民共和国民法》《中华人民共和国刑法》等。2018 年 8 月 27 日，提交全国人大常委会审议的民法典人格权编草案中也规定，违背他人意愿，以言语、行动或者利用从属关系等方式对他人实施性骚扰的，受害人可以依法请求行为人承担民事责任。

性骚扰是指以语言、文字、图像、电子信息、肢体行为等任何形式对妇女实施有关性的骚扰。其主要方式有以下流语言挑逗对方，向其讲述个人的性经历、黄色笑话或色情文艺内容；故意触摸、碰撞、亲吻对方脸部、乳房、腿部、臀部、阴部等性敏感部位等。

二、性侵害的预防

性侵害已经成为严重的校园问题，其带来的不仅是身体权益一时一刻的侵害，而且是长期的身心折磨，且只有极少数人会选择通过法律手段或报告校方来惩治加害者，真正得到重视并使实施性侵犯者受到法律制裁的很少，因此，作为大学生，应从事前、事中、事后三个层面来了解如何预防并阻止性侵害行为的发生。

(一)事前要树立安全防范意识，时刻保持警惕性

我国学者王大伟提出了警惕公式：

$$V(警惕性) = 1/T(信任程度) \times F(熟悉程度)$$

由此公式可见，警惕性与信任程度、熟悉程度成反比，即信任程度越高，熟悉程度越高，警惕性越低。[①] 因此，大学生在生活中应掌握以下防护方法。

---

① 王大伟.论教师犯罪人[J].中国人民公安大学学报(社会科学版)，2003(6)：81.

预防要点

（1）在思想上，要克服麻痹大意的心态，做好必要的防范。俗话说，害人之心不可有，防人之心不可无。不论是在教室、图书馆还是宿舍都要提高警惕，不要轻信他人，要保护好个人隐私，不要随意把隐私（如裸照）发给他人。

（2）在意识上，要树立正确的价值观。要克服爱慕虚荣的心理，树立正确的消费观，不盲目攀比，也不铺张浪费。女大学生不要羡慕他人通过出卖姿色来获得短暂的舒适，要不断充实自己、提高自己，形成正确的价值观念。

（3）在行为上，要做到交友谨慎，不要轻易相信他人。第一，网上交友要谨慎，不可被网友的花言巧语所迷惑。要养成良好的生活习惯，净化自己的朋友圈，远离三观不正的朋友，特别是对自己有所企图的异性朋友。第二，如果需要和男性共进晚餐或者其他活动，应挑选对面的单独座位，避免双人座位，以免将自己困在里面。相处期间，如果对方言语或行为不尊重，则可以假装打电话、发短信，以破坏对方兴致，一旦觉得情况不对，可以借去洗手间偷偷溜走。不要顾虑面子问题，要知道安全第一。第三，不和陌生人过多交往。绝大多数的"好人"对你"好"都是有目的性的，不要被对方的外表所蒙骗。警惕陌生人或者是不熟悉人的食物、饮料、香烟等，这些东西很可能掺有药品，一旦被下药，后果不堪设想。同时，也要注意在公共场合，如酒吧、KTV等地，如果中途离开再回来，就不要再食用桌上的任何食物或饮料，以防被下药。

（4）在场所选择上，尽量避开容易发生性侵害的高危场所。根据生活方式暴露理论，被害人的生活方式，暴露在易被害情境的频次在一定程度上决定了其被害的程度。因此，要避免单独和多个或者单个男性多次出入酒吧包厢、KTV包厢、电影院等特定场所，这些场所人员的流动性及其身份的复杂性使得其具有较高的性骚扰风险。

（5）在出行方式选择上，不要在晚上单独出门，晚上打车回校时，不要单独经过小巷或者无人的街道，女生尽量不要单独让男性护送。女生如果独自搭乘交通工具，应注意如下几点：①如果没有同伴随行，尽量避免深夜出门和去偏僻的地方。因为那些地方人少，一旦遇到危险，几乎没有求救的可能。②外出打车尽量避免"衣着暴露，钱财外露"。据法院统计数据显示，80%

的犯罪系临时起意，"衣着暴露，钱财外露"会增加被害风险。③尽量让司机走能见度好、行人多、车辆多的道路。如果对路线不熟悉，一定要自己开导航，要对自己所处的位置和路线做到心中有数。④上车前记住车的型号和牌照，记不住就拍下来，上车后发送给家人或好友。⑤上车后尽量避免和司机过多攀谈，更不要发生口角。出门在外，要以和为贵。⑥尽量不要坐副驾驶座，最好坐后排的左边。司机如果有歹意，袭击这个位置最不方便。⑦上车后打开三分之一的车窗，发现异样可向外呼叫。同时也可避免迷药事件。⑧要随时注意行车路线，不要一直玩手机或是睡觉。最好打开导航，发现异样及时提出，防止意外发生。⑨不要和陌生人拼车，以免碰到不法分子或者被司机与不法分子合伙下套。⑩如果发现情况不对，要及时报警。

（6）在言行和穿着上，要注重言行举止、着装得体。所谓言行举止得体，就是与人相处要文明友善，尊重他人，不要轻易因为言语过失而激怒他人。同时，在与异性相处过程中行为不要过于亲昵，态度不要过于暧昧。所谓着装得体是指在生活上讲究细微之处，衣着简单大方，特别不能在公共场所为增加"回头率"而打扮得"花枝招展"，不要穿过于暴露的服装。

（二）事中要沉着冷静，寻找时机，巧妙应对犯罪

在被侵害时，一定要保持冷静，仔细观察周边环境，尽快探询犯罪人的犯罪动机。要审时度势，记住犯罪人的特征，忌大喊大叫激怒犯罪人。

预防要点

（1）观察环境，好言相劝，晓之以理，动之以情。要相信大多数人是可劝解的，某种侵犯的行为只是一时兴起，所以稳定对方情绪、好言劝说是帮助自己脱险的第一步。切不可说"我记住了你的脸，我一定会报警的"等激怒犯罪人的言语，不可随便表露报案控告的意图。例如，一名女大学生晚上夜行遭犯罪人强奸，女大学生见周围无人，便对犯罪人说："我想你一定是遇到烦心的事了，我也是农村出来的，特别理解你的处境。你看我长得也不漂亮，我身上带了几百块钱，你拿去吧，放心吧，我理解你，我不会报警的。"果然，听她这么一说，犯罪人停止了自己的行为，女大学生也避免了被性侵害。

（2）面对暴力性的侵害，可以采取制止不法侵害的正当防卫，但切不可盲目防卫，以免造成更大的伤害。王大伟教授结合自己见过的大量实际案例提出了遇到"色狼"时的顺口溜"四喊三慎喊"："男友在旁高声喊，二三女友高声喊，白天高峰高声喊，旁有军警高声喊；天黑人少慎高喊，孤独无助慎高喊，直觉危险慎高喊，斗智斗勇智为先。"喊和不喊的根本标准，就是把保护自己、不伤害自己放在第一位。

（三）事后要勇于发声，维护自身权利

大部分遭受性侵害的女被害人，顾虑声誉、熟人关系等因素，会选择忍气吞声、息事宁人。这无形之中助长了犯罪人的犯罪气焰，可能使自己再次受害。2018 年 1 月 1 日，旅美华裔女学者罗茜茜公开实名举报她曾经的博士生副导师、北京航空航天大学（以下简称"北航"）教授、长江学者陈小武曾经对她实施性骚扰。与她并肩奋战的，还有六位遭遇类似经历的北航学妹。面对实名举报，北航随即发表公开声明，表明已经成立工作组开展调查，申明"有关情况一经查实，将坚决严肃处理，绝不姑息"。2018 年 1 月 6 日，题为"北航性骚扰门：勇敢是你最好看的姿态"的人民日报评论员文章呼吁个人、机构和国家全方位发力，扭转对性骚扰的观念和态度，这无疑为这一事件定了调，并推动了该事件的进一步发展。1 月 11 日，北航官方微博公开通报：查明陈小武存在对学生的性骚扰行为，经研究决定，撤销陈小武研究生院常务副院长职务，取消其研究生导师资格，撤销其教师职务，取消其教师资格。1 月 14 日，教育部表示，撤销陈小武"长江学者"称号，停发并追回已发奖金，同时教育部将会同有关部门认真研究建立健全高校预防性骚扰的长效机制。教育部重申，作为性侵的受害者，要有打破沉默的勇气，这份勇气才是对那些潜在的性侵者最大的威慑。面对可能的处罚，没有人不会感到胆战心惊。

（四）要尽量保留原始证据

虽然性侵对受害者造成极大的屈辱感和仇恨感，在遭受性侵后，受害者也可能处于完全失控的非常状态，但受害人仍需要冷静下来，认清现实，用法律的手段惩治侵害者。

预防要点

（1）及时大胆报案。一是警方在固定、提取证据上具有专业性，而且现场痕迹、伤痕、体液、指纹、酒精检验等均容易随着时间的推移而消失，一旦错过收集证据的关键时间，警方也爱莫能助。二是及时大胆报案可增强警方对自己陈述的采纳程度。

（2）速去医院自行验伤、拍照，保留好相关的病例记录，留下未来可能需要的证据。被强奸的女性要尽量抑制冲洗的冲动，保存好案发时所穿内外衣物，所用的卫生纸、湿巾以及其他可能有用的物品。没有采取安全措施的，还需要进行传染病与相关疾病的检查。

（3）其他证据的留存。如涉及性骚扰，要保留好手机中的短信记录、微信等的聊天记录或是录音、录像等证据。

（五）受害者要接受心理矫治，重新构建健康心理

再坚强的人，在严重性侵害事件发生后的一周内，也很容易情绪崩溃，陷入忧郁不安和自我毁灭的漩涡，甚至当别人无意中触碰到身体的时候，也会立刻陷入惊恐。有些受到侵害的人甚至会觉得自己的一生都被毁掉了，这是创伤后应激障碍（PTSD）的典型症状之一。猥亵或是性骚扰的行为也会让受害者长期处于亚健康心理状态，他们性情大变，心理压力巨大，变得自卑，整天魂不守舍，极度自责。如果这些心理问题得不到及时干预和治疗，就可能出现严重的后果。所以，受害人应主动寻求心理咨询，学会调节情绪，多与家长、老师、同学交流沟通，排解心中的困扰，学会面对现实，抛开思想负担。一方面，要积极参加各种社会活动，始终保持阳光心态，逐步走出被害的阴霾。另一方面，要学会总结教训，避免再次受害。

[延伸阅读]

近年来，不少女大学生遇险都与"黑车"有关。女大学生是成年人，文化程度高，应该比普通人更能识破骗局，可惜面对并不高明的欺骗，她们却成了最容易受伤的"小白兔"。专家指出，由于黑车运营者没有相关资质，黑车司机身份复杂，黑车猖獗不仅扰乱了正常的营运秩序，损害了乘客的合法权益，更潜藏着各种安全隐患。

作为 21 世纪的信息交换、获取、分享的平台和渠道，网络已经不知不觉间成为人们工作和生活的必需品。但是，网络信息安全问题却越来越突出，保证网络与信息安全，在一定意义上就是保证人类自己的安全。

第一节　网络与信息安全常识

一、网络与信息安全概述

随着信息技术的飞速发展，互联网已经深入到人们的政治、经济、文化和社会生活中。网络和信息技术丰富了我们的生活场景，变革了我们的生活方式，但也带来了一些危害和隐患。在这种背景下，网络与信息安全就显得尤为重要，不仅直接影响到个人，还会关乎商业经营与国家稳定。所谓网络与信息安全，是指计算机在正常运行下，其软硬件均不受外来原因干扰，运行数据保密，不能被剽窃或泄露。要加强网络与信息安全工作，保证个人及国家信息安全。[①]

当前信息技术的高速发展为我们带来了技术革命的福利，但也滋生了严重的网络和信息安全问题。根据国家互联网应急响应中心"2016 年中国互联网安全状况调查"的统计，中国有 16990000 多主机感染了 97000 个木马和僵尸网络，针对

---

① 郝文钰. 网络与信息安全技术的重要性及发展前景[J]. 电子技术与软件工程, 2018(3)：222.

国内网站的假网页有 178000 个，其中 IP 添加量达 20000 个，大约有 82000 个国内网站被植入后门，涉及 40000 个 IP 地址，大约 33000 个海外 IP 地址被植入后门并远程控制中国大约 68000 个网站，大约有 17000 个网站被篡改，其中包括 467 个政府网站。[①] 此外，还有大量的木马病毒和僵尸病毒以及恶意程序等都在随时对互联网的信息安全构成巨大的威胁。这些都值得我们引起足够的重视，并采取必要的举措防范信息安全失控带来的危机。

目前对网络安全的威胁主要有网页篡改、网站数据安全、网站源代码安全、黑客攻击和病毒入侵等。其中，黑客攻击是网络信息安全的一大威胁。一般来说，黑客攻击又分为主动和被动两种类型。凡是对信息数据进行有目的的破坏和攻击，导致数据出现损失的，都可以看作主动型的黑客攻击。而被动型的黑客入侵主要是进行数据信息的破解和拦截，不会对计算机网络运行产生影响。上述两种类型的黑客入侵都会损坏计算机网络信息数据，导致计算机网络运行不稳定。同时，黑客入侵会对计算机网络相关数据的连贯性造成影响，导致计算机网络系统出现瘫痪，给相关的个人、机构和社会造成严重损失。

黑客事件对政府和机构的信息安全产生了重要危害。俄罗斯黑客 Rasputin 在 2017 年 2 月，黑掉了 60 多所大学和美国政府机构的系统。他主要使用一些由自己开发的 SQL 注入工具来完成入侵任务。受害者包括 10 所英国大学、20 多所美国大学、大量美国政府机构（包括邮政管理委员会、联邦医疗资源和服务管理局、美国住房及城市发展部、美国国家海洋和大气管理局）。由此可见，黑客攻击对于政府、社会和个人安全都是极大的威胁。

病毒入侵是信息网络安全的另一个重大威胁。互联网具有开放性的特征，这为病毒入侵提供了机会。如果计算机程序受到病毒的攻击，就会产生较大的传染和破坏，并对计算机网络信息产生很大的危害。计算机病毒会借助硬盘、光盘等发动攻击，导致计算机的运行受到影响，并且产生严重的计算机网络安全问题。

二、网络与信息安全的应对

在防护网络信息安全的过程中，我们重点是要保障用户的信息安全，这就需要相关的管理人员提升管理水平，其中首要的是要完善安全管理制度。近年来，

---

① 刘晓霞.网络与信息安全主要问题及对策[J].中国建设信息化，2017(15)：78.

我国借鉴其他国家的经验，陆续出台了相关的法律法规，逐步构建了完善的信息安全管理制度体系。

应对要点

（1）加强敏感数据的安全防护工作。不少网络安全事件提醒我们，应当提高警惕，重视大数据背景下的网络信息安全。随着大数据时代的来临，网络信息安全已经上升到国家层次。在大数据的应用中，敏感数据的安全防护是信息安全管理的重要工作，应加强运行环境、网络、计算机资源、存储资源等各个环节的安全保护，采取有效的安全防护手段，加强隐私保护和计算机安全防护。

（2）完善网络病毒防御系统。计算机病毒给计算机网络信息安全带来很大的威胁，影响计算机的程序，导致其运行不稳定。因此，应当加强计算机的病毒防御能力，建立完善的病毒防御体系，有效地减少计算机病毒对计算机产生的危害。计算机用户应当加强计算机检查，定期开展病毒查杀，及时地查杀木马和病毒，做好漏洞修复，安装正版软件，同时完善病毒攻击的预警机制。如果出现病毒攻击，要及时做出预警，以最大限度地保障计算机信息安全。

（3）加强信息安全管理，做好病毒清理和黑客防范工作。在大数据时代下，计算机网络安全工作的开展，应当注重安全管理工作的有效开展。在实际管理工作中，应加强技术方面的管理，为计算机信息安全管理提供技术保障，并开展定期的维护工作，加强系统的检测，以保证其安全。同时，完善相关的管理制度，保证计算机能够安全有序运行，降低计算机问题发生的可能性。病毒和黑客攻击是威胁计算机网络信息安全的重大隐患，因此，应当借助防火墙技术防御恶意攻击，并使用相应的杀毒软件清除系统中的安全隐患。计算机使用的过程中，应定期进行系统测试，及时下载补丁，及时修复计算机网络中的漏洞，以降低被病毒和黑客攻击的可能性。有一些安全隐患存在于更新软件中，因此，不要随意地更新系统软件，应当优化计算机网络管理系统，完善计算机网络认证通道，保障计算机信息网络安全。

（4）帮助用户提升自我安全防护意识。例如，作为个人用户而言，在网络使用时，应当设置复杂的安全系数大的密码，提高密码破译难度，不给不法分子以可乘之机，以保证自身的信息安全。同时，在公共场所不要随意连接 WiFi，这样能够有效地降低信息泄露的概率。用户应该在家庭路由器中设置相应的密码，加强访问权限设置。信息安全管理人员应当提升自身的安全管理意识，加强安全保护措施，以保证计算机网络安全运行。

三、计算机病毒的防护

对于计算机病毒，平时采取良好的预防措施比中毒后绞尽脑汁去寻找杀灭的办法要好，一旦感染了病毒，清除起来就会非常复杂。

预防要点

(1)使用 U 盘、MP3、移动硬盘等移动存储，设备访问计算机时，请不要急于打开，必须先经过防病毒处理。

(2)给系统一个好的补丁程序，特别是 MS06－014 和 MS07－17 补丁程序，目前页面中的大多数木马程序都是通过这两个漏洞入侵计算机的。

(3)及时更新防病毒软件库，实现定期升级，并定期杀毒。

(4)安装软件时，应该到常规网站下载，以避免将软件安装包绑定到木马中。

(5)关闭 Windows 的自动播放功能。

[法律条文链接]

《中华人民共和国网络安全法》

四、网络攻击的防护

广大网民最怕遇到的事情恐怕就是黑客的攻击，被攻击的后果轻则使你的网站崩溃、数据丢失，重则造成重大机密泄露。常见的网络攻击形式及防护措施有：

(1)在存在 Cookie 的情况下窃取电脑。一些网站通过 Cookie 登录进行身份验证，因此用户名和密码保存在 Cookie 中。当黑客从计算机窃取 Cookie 时，可以使用 Cookie 登录到访问的网站。

（2）攻击服务器。这可能是最简单的攻击方式，通过大量请求访问服务器，导致服务器崩溃或某些应用程序服务无法使用。

（3）脚本攻击网站。攻击者可以在网站代码中发布具有令人反感的代码信息，当用户访问网站时，使恶意代码可以写入浏览用户当前的电脑和很多权限，然后读取大量用户本地存在的信息和数据。

（4）恶意修改 HOSTS 攻击。在电脑系统磁盘 C：Windows System 32 Drivers Etc 下面，有一个文件主机，攻击者可以修改用户的主机，让用户访问另一个恶意网站，但用户可能不知道任何关于主机的信息，于是不知不觉中访问非法网站，导致信息泄露。

预防要点

（1）注意网站的 Cookie 身份验证方法，并且加密。

（2）服务器设置禁止 Ping 命令。

（3）网站提交时过滤恶意代码。

（4）确保网站安全，防止用户访问网站目录之外的其他目录文件。

第二节　网络系统安全

在当前社会发展的要求下，计算机技术与网络技术广泛应用于人类社会的方方面面，不仅能够给人类社会带来巨大的效益，还促进了当前社会技术的发展。不过，在计算机技术不断发展的同时，许多安全隐患和问题也日益突出。计算机网络系统的漏洞，容易对计算机网络系统安全产生各种威胁。计算机网络系统安全事件的发生，给人们的工作、生活、学习造成困扰。

一、网络系统安全的防护

(一)建立有效的安全服务策略

积极有效地制订计算机网络系统安全服务策略，合理设置用户权限，防止非授权访问和数据交换，提升计算机网络系统的防御能力。(见下表)

计算机网络系统安全策略

序号	策略名称	策略内容
1	加密策略	这种策略提供数据或信息流的保密，可作为对其他安全策略的补充。加密算法分为两种类型：对称密钥密码策略，即加密和解密使用相同的秘密密钥；非对称密钥密码策略，即加密使用公开密钥，解密使用私人密钥。网络条件下的数据加密必然使用密钥管理策略
2	数字签名策略	数字签名是附加在数据单元上的一些数据或是对数据单元所做的密码变换，这种数据或变换允许数据单元的接收方确认数据单元来源或数据单元的完整性并保护数据，可防止被人伪造。数字签名机制包括两个过程：对数据单元签名、验证签过名的数据单元
3	访问控制策略	访问控制策略使用已鉴别的实体身份、实体的有关信息或实体的能力来确定并实施该实体的访问权限
4	数据完整性策略	数据完整性包括两个方面：一是单个数据单元或字段的完整性，二是数据单元或字段序列的完整性

续上表

序号	策略名称	策略内容
5	鉴别交换策略	鉴别交换策略即鉴别交换机通过互换信息的方式来确定实体身份的策略。这种策略可使用如下技术：发送方实体提供鉴别信息，由接收方实体验证；加密技术；实体的特征和属性等
6	通信业务填充策略	通信业务填充策略可用来提供各种不同级别的保护，可对抗通信业务分析。这种策略产生伪造的信息流并填充协议数据单元以达到固定长度，可有限地防止流量分析。只有当信息流加密保护时，本策略才有效
7	路由选择策略	路由能动态地预定地选取，以便只使用物理上安全的子网络、中继站或链路；在检测到持续的操作攻击时，端系统可以指示网络服务的提供者经不同的路由建立连接；带有某些安全标记的数据可能被安全策略禁止通过某些子网络、中继站或链路
8	公证策略	这种策略确证两个或多个实体之间的数据通信的特征：数据的完整性、源点、终点及收发时间。这种保证由通信实体信赖的第三方——公证员提供。在可检测方式下，公证员掌握用以确证的必要信息。公证策略提供服务还使用到数字签名、加密和完整性服务

　　系统最外层的防火墙是比较重要的防御层次。防火墙被设计成只运行专门用于访问控制软件的设备，而没有其他设备，具有相对较少的缺陷和安全漏洞。一方面，它使得本地系统和网络免于受到网络安全方面的威胁；另一方面，它提供了一种通过广域网和 Internet 接入外部世界的有效途径。它是实现网络安全策略的最有效的工具之一，也是控制外部用户访问内部网的第一网关。因此，网络安全防护体系的建设首先要加强和完善防火墙。双宿网关防火墙由一个带两块网络接口卡的主机系统组成，并使主机的 IP 转发功能禁用（即在缺省条件下主机不再为两个相连网络的数据包寻径），完全阻塞了 Internet 和被保护站点间的 IP 通信。其服务和访问由网关上的"代理服务器"来提供。另外，还可放置一个数据包过滤路由器在 Internet 连接处提供进一步的保护。

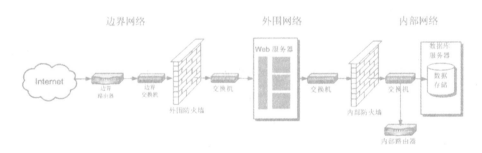

网络系统安全的防护

(二)安装必要的杀毒软件

防火墙可以有效地防止病毒入侵,但不能完全消除病毒。在计算机网络系统运行中,病毒的扩散是无法预料的,其时间和破坏性都是随机的,而且很多计算机病毒都是隐性存在的,它们会渗透到网络信息以及页面中,待用户查询和点击后再渗透到计算机系统当中,如果计算机网络系统没有安装相应的杀毒软件,就很难察觉。有的病毒甚至还会直接渗透到用户的计算机系统当中,对其带来严重影响。而结合计算机应用系统的病毒入侵问题进行合理分析,人们发现病毒传播和扩散是具有规律性的,而且其入侵形式也是比较有特点的,因此用户应结合计算机系统整体情况安装合理的杀毒软件,定期开展网络系统的杀毒工作,从而对这些病毒进行科学有效的控制和防治,杜绝病毒的入侵,这样才能确保计算机网络系统的安全,才能够在安全且完善的环境下开展计算机网络系统应用工作。

(三)增强计算机网络系统维护人员的综合能力

要想更好地维护计算机系统,就必须不断提升网络安全维护工作人员的综合能力。网络系统维护人员应定期参加相应的培训活动,积极学习,掌握相应的网络维护技术,并根据当前计算机技术的发展情况,将一些创新技术运用到网络维护工作当中,科学地开展维护工作,使网络系统不受漏洞和病毒等问题的影响,并且在更加完善且安全的环境下运行。

（四）使用正版软件、硬件

由于当前正版软件和硬件价格较高，有些网民和企业为了节约成本，通常选择购买盗版软件和硬件，而这些盗版软件、硬件本身就属于易攻击对象，即使采用了高水平的安全防护技术，仍然容易受到黑客攻击或者被病毒入侵。用户自身应增强抵制盗版的意识，不因小失大，不要因为贪图便宜而购买不正规的计算机软件和硬件。

［**延伸阅读**］

在成都举行的2018年网络安全周上，与会专家表示，由于工业信息系统安全水平相对较低，漏洞较多，这些漏洞极易被黑客利用。安全漏洞成了工业互联网面临的首要安全问题。据我国国家信息安全漏洞共享平台统计，2017年新增信息安全漏洞4798个，与2016年同期相比，新增数量几乎翻番，工业控制系统漏洞呈快速增长趋势。未来，工业物联网领域的安全事件还会继续呈现高发态势。

美国纳斯达克证券交易市场也有一个典型案例。1994年8月1日，一只松鼠在位于康涅狄格州的网络主计算机附近的电话线上咬了一个洞，导致紧急电源控制系统损坏，使纳斯达克的电子交易系统平均暂停了近34分钟。

防护要点

（1）保护好账号、密码和USB密钥。不要相信任何获取账户、密码或USB密钥的尝试，也不要轻易地公开ID号、账户号、密码等。密码应设为数字、大写字母、小写字母和特殊字符的组合。不要使用生日、姓名等容易猜测的内容作为密码，并且应设置不同于一般网站的密码。密码应定期修改，以防止由于其他网站信息泄露造成损失。如果USB密钥和密码被公开，应尽快办理替换或替换业务。如果泄露了USB密钥，应尽快办理补发或者更换业务。

（2）认清网站网址。网上购物时，请尽量与正规、知名的网上商家交易。交易时，请确保地址栏是正确的。不要轻易点击商家发送的链接。不要相信"低价格"的网站和网站的未知来源。

（3）确保计算机系统安全。从官方银行网站下载并安装网上银行、移动银行安全控制和客户软件，以保护账户密码，免遭盗窃。不要登录到一些非法网站,以避免计算机被植入木马。设置 Windows 登录密码,WindowsXP 或以上系统请打开系统自己的防火墙,并关闭远程登录功能。定期下载并安装最新的操作系统和浏览器安全补丁。安装防病毒软件和防火墙软件,及时更新。

(4)提高安全意识。不要轻信手机接收到的中奖、贷款等短信、电话和非银行官网上的任何信息。任何客户服务人员都不会向持卡人索取短信密码。如果有人索要短信密码,可直接判断为诈骗,请立即报警。另外,不要轻易透露你的身份证号码、银行卡信息、交易密码、短信密码。不要相信以"安全账户"为名义的欺诈性转移,如虚假治安、虚假警官、虚假法官和虚假检察官。避免在公共场所或其他人的计算机上登录和使用网上银行。当退出网上银行或暂时离开计算机时,必须拔出 USB 密钥。通过导航网站(搜索引擎)访问网银很可能被导航至钓鱼网站,安全访问网银的方法是直接在浏览器地址栏输入正确的银行网站网址。在操作网上银行时不要同时浏览其他网站,因为来自某些网站的恶意代码可能会在您的计算机上获取信息。当网上银行进入支付页面时,网站的前缀将变成"HTTPS"。此时,页面的数据传输被加密,可以保护个人信息。如果网站的前缀仍然是"http",可能会有风险。建议针对不同的电子支付方式设置合理的交易限额,并在操作前对每笔交易进行仔细检查。当交易未完成时,不要离开交易终端。换作完成后,单击"退出"。定期检查网上银行交易记录。通过定制银行短信提醒服务和对账邮件,及时查看银行登录、余额变更、账户设置变更等信息提醒。

[延伸阅读]

大数据时代信息安全再敲警钟

目前,一些中小型网站由于安全防护能力薄弱,容易受到黑客攻击,使许多注册用户名和密码被泄露。用户如果用相同的用户名和密码设置支付账户,就很容易被盗用。在应用信息网络系统的时候,需要重视系统的安全管理,主要集中在网络构建与网络使用这两方面。从网络构建角度分析,单位要加强网络信息标准与规范的建设,确保信息网络系统的完善。从网络使用方面分析,单位要确保系统使用的安全,并加强管理力度和维护力度,落实安全防护管理工作。此外,还可以通过引入先进的安全防控技术,升级安全系统或是积极开发安全技术,进一步提高系统的安全性。只有这样，才能为单位的运营与管理提供可靠的支持，保障单位信息的安全性与私密性，推动单位间的良性竞争。

[法律条文链接]

《中华人民共和国计算机信息系统安全保护条例》

《计算机信息网络国际联网安全保护管理办法》

二、下载软件时的注意事项

我们下载安装软件和应用的时候，一定要到官方的应用商城下载。一些网站提供的软件，有可能被植入病毒或者带有广告插件。已经下载到电脑上的软件和应用一定要及时更新。著名的 Wannacry 讹诈病毒就是根据 Windows 的漏洞而散播的，只要更新了最新的系统，就不会受到这个病毒的侵扰。电脑上一定要安装一个安全软件，如腾讯电脑管家等，并设置为开机启动，以随时监控电脑系统的安全。有时电脑需要连接一些外部设备，例如手机或者 U 盘。将这些设备连接电脑的时候，一定要先进行杀毒检测，因为这些设备如果携带病毒，就很可能会感染电脑。最后，我们要树立上网安全意识，遵循网络文明的法律法规，不浏览来历不明的网页链接，不传播计算机病毒和木马。

[延伸阅读]

2017 年 5 月 12 日，全球暴发的 Wannacry 讹诈病毒以类似蠕虫的方式疯狂传播，攻击主机并加密存储在主机上的文件，然后要求受害者以比特币的形式支付赎金。Wannacry 病毒暴发后，造成了 80 亿美元的损失，影响了金融、能源、医疗等行业，造成了严重的危机管理问题。中国的一些 Windows 操作系统用户也受到感染，其中校园网络用户是受到严重影响的用户，大量的实验室数据和毕业设计被锁定并加密。另外，还有一些大企业的应用系统和数据库文件在加密后不能正常工作。

第三节　网络信息传播安全

一、网络信息传播安全概述

网络信息传播安全由传播主体(如各种企业、事业单位等)和外部社会环境组成。网络的本质是一个开放的、无边界的虚拟空间。网络信息在给人们的文化和精神生活带来便利的同时，也给网民提供了不受限制地浏览不健康甚至非法信息的机会，不仅使青少年的身心健康受到严重威胁，而且影响良好社会风气的形成和和谐社会的建设与发展。此外，由于网络的自由和开放性，它常常成为一些非法传播者传播扰乱社会秩序、危害公共安全的信息的平台。

随着互联网的日益普及，黑客和计算机犯罪成为一种常见现象。黑客通过各种网络技术，对国家军事组织、企业和政府的网站进行攻击，不仅损害政府的形象，而且影响国家的利益。一些黑客利用网络技术从企业或金融部门窃取商业信息，严重影响社会经济秩序。个人密码被盗后，安全也会受到威胁。除了黑客攻击，越来越多的犯罪或侵权行为是通过互联网进行的。与传统的犯罪手段相比，网络犯罪隐蔽性更强，获取商业秘密、客户信息、非法占有数据等手段更多，影响也更大。

二、网络信息传播安全的防护

做好网络信息的控制和定位工作。任何一种网络信息的传播都必须加以控制。网络信息传播自由化，指的是相对来讲的自由，它是一种特定范围、特定时间和特定地点的自由。为了有效地减少网络信息传播过程中出现的信息安全问题，避免给经济和社会带来不利影响，必须加强信息的定位和控制。

防护要点

(1)提高公众对网络信息传播的认识。提高网络信息安全意识是指网络信息传播主体不断自我约束，避免滥用网络信息传播自由造成的各种危害的主观行为。从实践层面来说，即在日常工作和生活中，提高信息泄露的警觉性和信息攻击的防御性。网络信息安全最重要的工具是信息恢复，它也是国家信息安全的最后一道防线。目前，网络黑客已经成为影响国家政治、经济发展和国际关系的重要因素。这就要求我们不仅要抓好技术安全工作，还要抓好国家政治经济战略安全工作。

（2）建立健全网络信息传播安全法律保障体系。网络信息传播作为一种虚拟的客观实践，也需要法律的规范和保障。鉴于法律保护对互联网信息传播的重要性，我国需要从政治、经济、军事等安全需求出发，制定适合我国网络特点的网络信息安全法律法规。我们应当借鉴发达国家的经验，提高我国信息安全项目的法律保护水平。

（3）做好相关对外工作的控制。在网络信息安全的控制与管理中，除了加强对传播者的控制和法律法规的保护外，还有许多工作要做。这些工作包括网络媒体内部和外部对网络媒体外部的控制，应从三个方面入手：首先，做好源头控制，通过构建科学的信息传递系统来实现控制。为了有效地保障各类信息的安全，政府和其他部门应以务实的态度，带头向社会公布客观事实的存在，以实现信息传播的积极效果。其次，当面对重大事件时，各种大众传媒在消除隐患的过程中有着非常重要的作用。这是因为大众传媒在危机前后和危机过程中都能起到一定的作用。最后，在与媒体良性互动的过程中，电力部门应加强信息安全保护，通过多种传播方法，最大限度地获得公众的支持与理解，正确引导舆论的发展。

三、信息泄露安全事故

近年来，个人信息泄露和企业数据泄露的事件、案件频发，数据安全成为全社会关注的热点。相比过去以"修高墙、建篱笆"的做法来堵塞信息入侵者，如今越来越多的单位开始选择用"出口保护"的新理念、新技术来保障数据、文件的安全。

目前国内外政府机构、企事业单位广泛采用的信息安全解决方案大多还停留在防火墙、入侵检测、病毒防护等防御手段上。然而，再复杂的外部防御手段，也难以防止机密信息被人从内部窃取和转移。为应对内部人员大规模泄露数据可能造成的严重后果，数据泄露防护技术应运而生。该技术摒弃了单纯依赖"防火墙"等门禁系统保护数据安全的传统做法，直接作用于需要提供安全防护的内部文件，确保文件读写、复制、流转等全程受控，防止非授权用户对文件实施操作。

例如，通过建立"文件指纹"、深度图文识别，实现对各类敏感数据文件的全程溯源式管控，确保数据"出口"安全。

[延伸阅读]

维护网络安全，打击贩卖个人信息

在当前网络环境下，用户俨然成了"透明人"，时刻面临姓名、身份证号、家庭住址、联系方式、家庭成员信息，甚至子女入学信息等泄露的风险。2017 年，国家正式实施了《中华人民共和国网络安全法》等法律法规，明确了网络主体的责任。

四、网络信息传播的注意事项

网络空间不是法外之地，对通过互联网宣扬、存储、传播涉暴力恐怖、民族分裂、宗教极端以及破坏民族团结、国家统一的文字、图片、音视频的；教授制造使用爆炸装置、枪支、管制器具方法、技能以及传播虚假信息，侮辱、恐吓、捏造事实诽谤他人等内容的文字、图片、音视频的，将依法依规追究责任。凡持有上述文字、图片、音视频的，须立即自行删除、销毁，个人无法删除、销毁的，可交当地公安机关协助处理。广大网民应恪守有关法律法规，文明上网，依法上网，共同维护健康有序的互联网环境。

互联网信息服务提供者不得制作、复制、发布、传播含有下列内容的信息：

(1)反对宪法所确定的基本原则的；

(2)危害国家安全，泄露国家秘密，颠覆国家政权，破坏国家统一的；

(3)损害国家荣誉和利益的；

(4)煽动民族仇恨、民族歧视，破坏民族团结的；

(5)破坏国家宗教政策，宣扬邪教和封建迷信的；

(6)散布谣言，扰乱社会秩序，破坏社会稳定的；

(7)散布淫秽、色情、赌博、暴力、凶杀、恐怖或者教唆犯罪的；

(8)侮辱或者诽谤他人，侵害他人合法权益的；

(9)含有法律、行政法规禁止的其他内容的。

[法律条文链接]

《信息网络传播权保护条例》

《互联网论坛社区服务管理规定》
《互联网群组信息服务管理规定》
《互联网用户公众账号信息服务管理规定》

五、电子数据的保护和修复

电子数据相对脆弱，不但可以人为地破坏、篡改或删除，还可以在物理上完全破坏数据存储的介质。一旦这些意外情况发生，就会给我们存储的电子数据带来危险。因此，我们不仅需要防范由于安全问题造成的影响，而且需要能够对受破坏的数据进行修复的工具。据有关方面统计，目前，由于网络安全问题，美国每年遭受 170 多亿美元的经济损失，德国和英国已达数十亿美元，法国有 100 亿法郎，日本和新加坡也遭受严重损失。数据修复作为信息安全最根本的保障工具，渐渐地走入我们的生活。数据修复是指修复由于各种原因(误操作、病毒、物理损害等)造成的计算机数据损坏与丢失。

第四节 网络诈骗

一、网络诈骗概述

近年来，随着我国互联网技术和金融科技的创新发展，网络诈骗活动频发，正危害着人民群众的财产安全，并严重影响社会的和谐稳定发展。党中央和国务院高度重视这一问题，中国人民银行、公安部、工信部联手，陆续出台了一系列防范和打击网络诈骗的政策，取得了显著成效，但受政策执行不到位、反欺诈技术发展滞后、民众安全意识不足等多重因素影响，电信网络诈骗治理工作仍面临诸多难题，亟待解决。

同时，"互联网＋"引发的网络、数据和移动性的变革，为违法分子实施网络欺诈提供了新的途径。截至 2017 年 12 月，安全联盟恶意数据库拥有 890 多万个欺诈网站、电话数据，并通过互联网终端每天向用户提供 30 多亿条恶意风险提醒。网络诈骗的受害者正逐渐从老年人向年轻人和高学历者蔓延。随着网络使用人数的增加，受害群体也越来越广。

网络诈骗对社会、家庭和个人造成了许多负面影响，既侵害了人们的财产安全，对人身安全造成威胁，又影响社会秩序和治安。网络诈骗是现代生活中面临的一个严重的社会问题。网络诈骗的实施越发精准，掌握的信息具有更强的时效性，诈骗活动更加猖獗，这就牵扯出信息交易、信息倒卖的灰色产业链。一些公众平台或相关的咨询公司、信息产业等通过倒卖个人信息的数据非法获利，而在信息共享社会中，有些网络诈骗的数据来得更加简单。共享的趋势是一定的，个人以及公众都需要网络社会和现实社会达到一种高度的融合状态，网络社会提供的便利是多数人所需要的，比如打车软件、导航软件中的定位信息就是小区域内信息共享的体现。公众对于信息的需求是巨大的、高效的，更是服务性质的，共享的一大特点就是社会成本的降低和充分利用，让信息的成本达到最低，信息成本的廉价暴露出信息的安全性问题。相反地，公众对于信息的安全需要也是较高的。促进信息高效安全地运用，减少网络诈骗的发生，保护个人的财物和人身安全迫在眉睫。

近几年，"校园贷"风靡校园，以其便捷性、低门槛而深受大学生喜爱。一些大学生消费欲望强烈，而银行信用卡办理门槛较高，"校园贷"恰好满足他们的资金需求。但现实中一些极端案例的悲剧，却不得不引起我们对"校园贷"的思考。"校园贷"实际上门道很多，其往往以低利率的宣传吸引学生，放贷者一般会把借款这件事包装得非常美好，而且经常通过发传单、贴小广告、网上传播等形式宣传自己。"助你实现梦想""给你一笔创业基金""让你拥有人生的第一张信用卡""投资自己""零元购手机"等都是他们骗人的手段。除了变相地宣传自己，放贷者还给大学生设置了很多圈套。

二、网络诈骗的预防

　　信息共享并不是完全性的自由和全部信息的共享，而是一定程度的合理的共享。合理的共享是最基本的问题和要求，对信息的使用不能绝对利益化，应该有道德约束和规范。在这个庞大的信息空间中，人们与网络世界建立了一种全新的互动关系，但网络社会还没有建立起适当的道德规范，传统的道德规范对网络空间又缺乏有效的约束，因此，网络社会迫切需要建立一个公正秩序体系。相关的信息产业和企业要尽职尽责，加强行业自律，加大对信息的保护。信息产业在信息采集、传递、使用中发挥着重要作用，企业应该发挥自身的主体作用，在获取利益的同时注重保护个人信息安全，在信息贩卖产业链的源头上解决问题。个人也要做好个人信息的保护工作，网络环境的虚拟性和自由性要求我们提高信息保护的意识，预防网络诈骗。在网络社会中，个体的存在是符号化的，我们应该具备网络社会的网络化思维，提高自身对于网络诈骗的认识，在保护个人信息的同时加强对他人信息的保护工作，不以他人信息获取非法利益。我国目前还缺乏一种信息资源共享的机制。正是由于这种机制的缺乏，有些信息资源缺乏安全性。大数据时代，数据的数量和价值并不是完全呈正比关系，数量多并不代表所拥有的价值高。在信息共享社会把握好大量信息与政府、企业以及个人之间的关系尤为重要，应切断信息买卖的灰色产业链，对相关的信息产业加强监督和规范，让有价值的信息在合法的途径得到更大化的利用，在满足人们对于专业信息的需求的同时，建立起保护信息的体系，建立一种信息资源共享机制，充分发挥信息的实用性，以预防和减少网络诈骗。

[延伸阅读]

2018 互联网安全与治理论坛 9 月 18 日在四川省成都市举行。论坛发布了公安机关打击网络违法犯罪的 10 个典型案例。据了解，这批案件均为各地公安机关 2018 年 3 月至 5 月间破获，涉及侵犯公民个人信息、组织网络赌博、通过网络传播淫秽色情、组织跨国卖淫和微信交友诈骗等。这 10 个案例分别是：浙江桐乡公安机关破获杨某等人侵犯公民个人信息案；福建莆田公安机关侦破石某等人侵犯公民个人信息案；四川广元公安机关破获吴某等人组织网络赌博案；北京公安机关侦破李某等人利用微信群开设赌场案；福建永春公安机关侦破黄某等人网络赌博案；广东深圳公安机关破获尹某等人开设赌场案；湖北鄂州公安机关破获刘某等人网络赌博案；浙江松阳公安机关破获刘某等人开办直播平台传播淫秽色情案；广西南宁公安机关侦破杨某等人组织跨国卖淫案；浙江绍兴上虞公安机关查破巫某等人微信交友诈骗案。

三、网络违法犯罪的在线举报

在网络违法犯罪举报网站（网址：http：//www.cyberpolice.cn.）首页点击"我要举报"进入"在线举报"页面，注册用户可以选择"注册用户报告"进入"用户登录"页面，填写用户名、密码和验证码，然后单击"登录"按钮进入"报告通知"页面，或者选择"非注册用户报告"进入"报告通知"页面。点击页面底部的"同意"按钮，已登录的注册用户将进入"在线批量举报"页面，非注册用户将进入"非注册用户举报"页面。填报时，在"举报类型"左侧下拉框中选择"法律法规禁止、管制销售的违禁品"，右侧下拉框中选择"涉枪（或涉爆）"，并填写网站或网络应用名称、网址或网络应用账号（请填写一个网址或网络应用账号），非注册用户需要填写用户信息。填写完成后，非注册用户点击"提交"完成举报；注册用户点击"提交至待举报区"，点选所举报的内容"提交举报"。

四、移动扫码的危险

移动扫码支付在当下越来越普及，手机成了移动版的钱包，即扫即用非常便利，但也正是由于超高的普及率和便利性，扫码支付成了被犯罪分子盯上的一块大蛋糕，甚至出现了一条完整的诈骗产业链。骗子套取受害者付款码，然后交给统一收集付款码的人，由这些人联系可兑现的扫码商，扫码商通过建立商家与用户的面对面支付场景，来完成面对面付款的交易，最后，扫码商与付款码提供者通过虚拟商品交易平台(游戏点券)进行分成。

[法律条文链接]

《中华人民共和国网络安全法》

《最高人民法院关于审理利用信息网络侵害人身权益民事纠纷案件适用法律若干问题的规定》

五、虚假网络平台的危害

公安机关介绍，诈骗分子通常设置虚假网络购物平台，利用招聘网站、兼职QQ群等途径发布兼职刷单虚假信息，要求受害人拍下商品并付款，随后返还购物款并支付一定数额的佣金。诈骗分子在受害人完成前几单任务后会很快发放佣金，以此获取受害人的信任，之后再以高额报酬为诱饵，诱使受害人继续刷大单。随着受害人刷单数量和金额的增加，诈骗分子会以系统、网络等问题为由拒返本金及佣金，并要求继续交易才能返还，进而一步步诈骗受害人的钱财。公安机关提醒，切勿相信网络高薪兼职刷单谎言，一旦发现上当受骗，应当及时报警。

第九章 | 财物安全

大学是传承、研究、融合和创新高深学术的高等学府，是众多学生的"求知圣殿"。然而，学习生活在"象牙塔"中的大学生也难免会遇到各种危险。目前，学校最容易发生的是与大学生财产相关的各种案件。

第一节　非法校园贷的应对与预防

校园贷是指在校学生向各类借贷平台借钱的行为。它并不都是非法的，但是许多不良网络借贷平台利用学生群体普遍单纯的特点，采取虚假宣传的方式，利用降低贷款门槛、隐瞒实际资费标准等手段，诱导学生进行贷款消费，在学生无法偿还的情况下，进行暴力催收或引诱其进行色情交易等其他非法行为，侵犯了学生的合法权益，造成了不良的社会影响。

高校学生要增强自我保护意识，妥善应对借贷纠纷。如果不慎借了非正规校园贷，一定要立即告知学校和家长，尽早协商解决，千万不要陷入"以贷还贷"的恶性循环，避免问题进一步恶化。如果借款已经较多，应当联系学校、家长和放贷机构，共同协商解决；如果负债金额、利息确实过高或者难以协商，建议进行民事诉讼，寻求司法援助。此外，如果遭遇非正规校园贷机构的威胁、恐吓，应当及时报警，寻求警方的帮助。

预防要点

（1）大学生要树立正确的价值观、消费观，切忌盲目追求高消费，更不能为了一时的消费欲望陷入非法校园贷的陷阱，给自己和家人带来沉重的负担。

（2）积极学习金融知识，提升金融理财实践能力和风险识别能力，增强风险防范意识。

（3）当资金出现困难时，首先应向家人、朋友寻求帮助，同时可以告知学校，或申请政策性助学贷款和贫困生生活补助等。如果确实遇到临时的资金困难，可通过正规渠道向银行业金融机构申请贷款。

（4）从校园贷平台借款，一定要了解清楚相关细节，并签署正规合同。如果一定要通过校园贷平台借款，有如下几点需要注意：其一，选择有资质、合规的平台；其二，详细了解利率、还款期限、逾期后果等细节，避免陷入高利贷陷阱；其三，评估并制订合理的还款计划。

每一个在校大学生都应做到：①增强自我保护意识，树立良好的信用意识；②不接触、不参与非法校园贷活动；③不充当非法校园贷宣传员、代理人，不从中获取利益；④不使用个人信息为他人借贷提供便利，也不冒用他人身份信息为自己借贷；⑤坚决抵制各类非法校园贷行为。

［法律条文链接］

《网络借贷信息中介机构业务活动管理暂行办法》

第二节　诈骗的应对与预防

诈骗是指以非法占有为目的，用虚构事实或者隐瞒真相的方法，骗取金额数量较大的公私财物的行为。这种诈骗行为完全不使用暴力，而是在正常情况甚至"愉快"的气氛下进行的。

大学生思想较单纯，富有同情心，防范意识差，容易忽视世界的多样性和复杂性。而社会上的一些不法分子就是利用了大学生的这一弱点，使用各种各样的手段，想方设法地去骗取学生或学生家长的钱财。也有的大学生爱慕虚荣，贪小便宜，被犯罪分子抓住弱点，误入骗子的圈套，造成了严重的后果。因此，广大高校学生应切实保护自身和家庭的财物安全。

高校内常见的诈骗案件的类型有：

（1）电话、短信诈骗。诈骗分子通过发短信假称你的银行卡在某某商场刷卡消费几千元，或者中奖了、有快递邮件未取、电话或网络欠费了，甚至说你家人或同学朋友遇到危险了等，并留下咨询电话。当你拨打对方留下的电话，就会一步一步被对方诱导或威胁进入圈套，例如对方会说你个人资料泄露了或者你卷入了非法活动，然后要求你将自己银行卡上的资金转到其指定的所谓安全账户上，如果你听从了对方的要求，那么你所转出的资金就会一去不复返了。

（2）以"遇困"老乡、港澳同胞、华侨华人等身份诈骗。诈骗分子通过某种途径获知被害人个人信息，吹嘘自己的社会关系，以帮忙等为诱饵，骗取被害人的信任，借出钱物，然后逃之夭夭。

（3）以遇困的名校大学生的名义诈骗。诈骗分子往往谎称自己是某名校的大学生，并出示假的学生证、身份证、介绍信等，以在外搞社会调查钱包被盗或钱用光为由要求借电话使用一下进行试探，随后步步深入，一旦觉得行骗对象可能上钩即提出要求，如借钱返校，有的还编造不及时返校将耽误办理留学等理由，或由同伙冒充老师与行骗对象通话以证明其真实性，使很多学生上当受骗。

（4）以谈恋爱的名义进行诈骗。诈骗分子选择的对象多为女生，他们称自己是某名牌大学的毕业生，高学历、工作优厚、家境优越，在取得女生好感后，即提出要与其交朋友，进而称急用不断提出借钱。有的诈骗分子不仅骗财而且骗色，严重伤害女生的身心健康。

（5）以代购低价物品为借口诈骗。诈骗分子寻找机会与人接近，谎称"有关系""有路子"可以买到价格较低的手机、电脑等，让受害人将钱交给他代购，以骗取他人财物。

（6）利用介绍勤工助学诈骗。这是近年来针对学生的常见的诈骗方式。诈骗分子往往在邻近学校周边地区设立职业中介场所（有的是个体职介所与所谓的用人单位联合诈骗学生中介费、押金等），将求职的学生介绍到骗子自行设立的所谓"用人单位"勤工助学，"用人单位"假意录用，要求学生交纳一定的"建档费""工作卡工本费""保证金""押金"等，"就业单位"多给学生分配较多繁重的推销、调查任务，之后以工作不达要求为由拒付工资或以"保证金"抵处罚等。这些"用人单位"多临时租用几间房作为"公司"，一旦败露，即作鸟兽散。

（7）借口帮助落实工作单位诈骗。诈骗分子利用学生毕业分配落实工作单位心切，吹嘘自己有关系，可以帮助落实工作单位，骗取学生及家属的介绍费、帮忙费、好处费等。

（8）推销伪劣产品及消费卡进行诈骗。诈骗分子多以某化妆品公司的优惠服务活动为幌子，推销伪劣化妆品，收取办理美容卡的费用，当学生去做美容消费时，公司却人去房空。还有的以推销电话卡、订购学习资料为由，混入学生宿舍进行诈骗等。

（9）网络诈骗。假冒淘宝等网站客服人员进行网络购物诈骗。盗用学生组织或教师 QQ 群号，以教师或学生干部名义要求缴费或遇到资金困难需要求助等名义骗取学生钱财。

（10）以资助家庭经济困难学生为由进行诈骗。诈骗分子多冒充教育部门、民政部门或某慈善机构工作人员，打电话或发短信给学生家长或学生本人，说有一笔捐助款因为某些原因无法到账，需要核对身份、银行卡号等详细信息，结果家长或学生在不知不觉中被引导将自己卡内的钱转给诈骗分子。

应对要点

（1）观察判断，有效识别。在发现对方有疑点时，要保持清醒冷静的头脑，认真仔细地观察对方神态表情、举止动作的变化，查看对方所持的证件以及相关材料与其身份是否符合，以此识别真假。

（2）巧妙周旋，有效制止。在发现疑点无法确定真假而又不愿意轻易拒绝时，要有礼有节，采取一定的谈话策略，注意在交谈中发现破绽并通过与其周旋印证自己的猜测。

（3）从容镇定，设法脱身。如果发现自己已经陷入骗局，千万不要惊慌失措，更不要与对方大吵大闹，应避免发生正面冲突，防止对方狗急跳墙采取暴力措施。要尽快让自己镇定下来，巧妙地与其周旋，使对方放松警惕，脱离对方的控制之后，再想办法挽回损失。

（4）理智果断，冷静善后。如果诈骗分子已经得手并逃跑，应马上向学校保卫部门和公安机关报案，而不是独自后悔、抱怨。要积极提供关于诈骗分子的相关线索，包括其体貌特征和留下的电话信息、身份证件、文字资料、与其交往的经过等，这些信息的提供对于案件的侦破十分重要。

预防要点

（1）保持健康心态，树立防范意识。俗话说，"防人之心不可无"。大学生在与陌生人交往的过程中要认真了解对方的来历，时刻保持清醒的头脑，理智处事，凡事多留一个心眼。比如说，在择业就业过程中，对就业单位的基本情况、工作性质等应多进行了解，不能因为工作难找就放松警惕而轻信上当。

（2）克服主观感觉，避免以貌取人。高校学生在各种交往活动中还应该把握好交往的原则和尺度，克服主观上的失误，不要以貌取人。不能单凭交往方的言谈举止、衣着打扮、风度仪表等第一印象而妄下判断，也不能轻易相信他人的一面之词，不要只认对方的身份、头衔和名气，而失去判断的理智，真假不辨。自己应更加理性地思考与分析，不要被表面现象所迷惑。

（3）保持清醒头脑，避免感情用事。高校学生思想较单纯，富有同情心，容易感情用事，因此也容易在社会交往中上当受骗。所以不管在任何情形、场合下，都应保持清醒的头脑，这样才能做出正确的判断和反应。

[法律条文链接]

《中华人民共和国刑法》第二百六十六条：诈骗公私财物，数额较大的，处三年以下有期徒刑、拘役或者管制，并处或者单处罚金；数额巨大或者有其他严重情节的，处三年以上十年以下有期徒刑，并处罚金；数额特别巨大或者有其他特别严重情节的，处十年以上有期徒刑或者无期徒刑，并处罚金或者没收财产。本法另有规定的，依照规定。

第三节　盗窃的应对与预防

目前,盗窃案件的发生率居高不下,在高校内更是如此。这一方面是因为大学生缺乏安全防范意识,财物保管不当,另一方面是因为少数大学生对自己要求不严,人生观和价值观发生偏差扭曲,法律意识淡薄,逐步走上了犯罪道路。

盗窃是指以非法占有为目的、秘密窃取公私财物的行为,是常见的一种犯罪行为,其危害不言而喻。盗窃是高校治安案件中的防范重点,也是社会普遍关注的治安热点,在高校发生的各类刑事治安案件中,盗窃案件占80%以上。

高校盗窃案件的主要类型有:一是学生公寓盗窃。这种盗窃的发案地大多在学生宿舍,不法分子利用门未锁而进入寝室实施盗窃,在室内有人的情况下,不法分子一般会以找人或推销商品等为借口来掩盖自己的真实目的,如果是熟人还会以找同学为由,稍做攀谈后再离开。二是顺手牵羊盗窃。这种盗窃多发生在教室、图书馆、自习室、食堂、运动场等公共场所。不法分子利用物品在人不在或人在睡觉的机会,实施盗窃。除了一些惯偷之外,还有一些人是临时起贪心,所以往往还带有随机性。三是利用钥匙入室作案。不法分子主要利用事先配好的钥匙开门入室盗窃。四是利用信用卡进行盗窃。这类不法分子大多是利用同学或朋友的特殊关系得到被害人的信用卡及其密码,然后伺机盗窃。

应对要点

(1)发现门锁被撬、抽屉箱子柜子被翻动或破坏,千万不要急于查看是否被偷了什么东西而破坏现场,应立即向公安、保卫部门报案,同时报告有关领导和教师。

(2)保护好现场,不可让人进入,更不能翻动室内物品。在门口或窗口设岗,防止同学围观。盗窃分子可能留下痕迹的门、锁头、窗户、门框等也不能触碰,以免破坏痕迹,给公安机关勘查现场、认定证据和犯罪嫌疑人带来不必要的麻烦。

(3)如发现身份证、存折等被盗或可能已经被盗,要立即将姓名、号码等通知办证单位给予挂失,防止盗窃分子将钱取走。

(4)如遇陌生人进屋一定要盘问几句,不要被其以找人或走错门等借口搪塞蒙混过关，要有必要的警惕性。

（5）如撞见盗窃分子正在作案，要根据情况及时有效地告诉他人，在盗窃分子尚未被惊动时依靠大家的力量抓住盗窃分子，如果盗窃分子已被惊动，应该大声呼叫抓小偷，让同学或路人一起来帮忙。

（6）如盗贼已离开或冲出房间，千万要保持清醒的头脑，急而不乱，充分发挥集体力量分别对出口、阳台、卫生间、楼梯等处进行认真清查。

（7）盗窃分子做贼心虚，如撞见盗贼正在作案，应尽快拿起可以自卫的工具，如棍子、凳子、砖头、扫帚等堵住盗贼逃跑的路，并大声呵斥，对其形成威慑的同时也可招来同学或路人的援助。

（8）在没有人来救助时，要做到随机应变，注意安全，和盗贼保持一定的距离，谨防其狗急跳墙，实施行凶行为。此时的正当防卫，作为学生应以能控制其逃窜为目的，不可死拼，万不得已可让其逃离，但紧跟其后，同时大喊抓贼，只要不让盗贼脱离视线，在众多师生和群众面前还是有机会抓获的。

（9）如遇两人以上盗窃分子作案，除采取上述的方法外，还可在他们分头逃窜时集中力量抓获其中一个，但必须注意另一个可能会趁人不备返回行凶伤人，必须高度注意防范。

（10）在无法抓获盗窃分子的情况下，应记住其体貌特征，包括年龄、身高、体态、相貌、口音、动作习惯、衣着以及身上的刺青、佩戴的饰品样式等，并向公安保卫部门提供破案线索。

（11）盗贼被抓获后应立即通知公安保卫部门，由他们来带人，必要时也可就近直接前往，但要注意抓获之后不能疏忽大意，以防其趁机逃走或突然伤人，对其采取的强制控制措施和程度也应适当，不可辱骂更不能殴打或变相体罚。

预防要点

（1）注意保管好个人财物。现在微信、支付宝等支付软件非常普遍，大额现金最好是存到银行卡里，尽量不带数额较大的现金出门，身上只留一些零用钱即可。

（2）尽量不带贵重物品到学校，贵重物品在不用时最好锁在抽屉、柜子里，防止被盗。假期离校时应将贵重物品随身携带或托可靠的人保管，不要留在寝室。

（3）不要随便留宿不知底细的人。大学生应文明礼貌、热情好客，但对于不了解、不知道底细的人，不能讲义气、感情用事。不能违反学校学生公寓管理规定，随便留宿不了解的人，否则有可能会引狼入室。

（4）对形迹可疑的人应提高警惕。作案人员到高校行窃时，会找各种借口进入，比如推销商品或者找人。遇到这类可疑人员时，要多留一个心眼，主动上前询问，必要时可以请其出示身份证明，交与宿舍管理员进行登记。

［法律条文链接］

《中华人民共和国刑法》第二百六十四条：盗窃公私财物，数额较大或者多次盗窃的，处三年以下有期徒刑、拘役或者管制，并处或者单处罚金；数额巨大或者有其他严重情节的，处三年以上十年以下有期徒刑，并处罚金；数额特别巨大或者有其他特别严重情节的，处十年以上有期徒刑或者无期徒刑，并处罚金或者没收财产；有下列情形之一的，处无期徒刑或者死刑，并处没收财产：

（一）盗窃金融机构，数额特别巨大的；

（二）盗窃珍贵文物，情节严重的。

《中华人民共和国刑法》第一百九十六条：第三款 盗窃信用卡并使用的，依照本法第二百六十四条的规定定罪处罚。

《中华人民共和国刑法》第二百六十九条：犯盗窃、诈骗、抢夺罪，为窝藏赃物、抗拒抓捕或者毁灭罪证而当场使用暴力或者以暴力相威胁的，依照本法第二百六十三条的规定定罪处罚。

《中华人民共和国刑法》第二百八十七条：利用计算机实施金融诈骗、盗窃、贪污、挪用公款、窃取国家秘密或者其他犯罪的，依照本法有关规定定罪处罚。

第四节　抢劫、抢夺的应对与预防

一、抢劫、抢夺概述

抢劫是指以非法占有为目的，以暴力胁迫或其他方法施行将公物财产或私人财产据为己有的一种犯罪行为。抢夺是指以非法占有为目的、乘人不备公然夺取他人财物的行为。大学生涉世不深，缺乏社会经验，遇险被抢劫后大多不敢反抗，往往成为犯罪分子选择的对象。

二、校园抢劫、抢夺案件的特点

(一)发生时间较规律

校园内抢劫、抢夺案件发生的时间一般为师生员工休息时或校园内行人稀少时。因为在行人稀少时，学生往往孤立无援，而犯罪分子却人多势众，易于得手；学校开学时，学生一般带有一定数量的现金，特别是新生入学时，有的新生及家长携带现金数额较大，容易成为犯罪分子的目标。

(二)地点选择较隐蔽

抢劫案件多数发生在校园内较为偏僻、阴暗、人少的地带，一般为树林中、池塘边、小山坡上、远离宿舍区的教学实验楼附近或无路灯的人行道、正在兴建的建筑物内。因为犯罪分子在这些地方容易隐藏，不易被人发现，得手后也容易逃脱。

(三)抢劫目标较明确

犯罪分子抢劫的主要对象是携带贵重物品、单身散步、外出活动或晚自习晚归无伴或少伴、在偏僻地带谈恋爱的大学生等。

(四)实施手段多样化

犯罪分子通常会抓住部分学生胆小怕事的心理，对被侵害对象进行暴力威胁或言语恐吓，实施胁迫型抢劫；或利用部分学生的单纯幼稚，设计诱骗学生上当，实施诱骗型抢劫；或采用殴打、捆绑等行为实施暴力型抢劫；或利用学生热情好客等特点，冒充老乡或朋友，骗得学生的信任，继而寻找机会用药物将学生麻醉，实施麻醉型抢劫等。

应对要点

(1)沉着应对不慌乱。在遭遇持械抢劫、抢夺时，首先要保持镇定，不要过于惊慌，可以将少量的钱物交出，尽量减少损失，尤其要避免人身受到侵害。

(2)记住特征不畏惧。一旦遭遇抢劫、抢夺，要注意观察作案人，尽量准确地记下其特征，如身高、年龄、发型、体态、衣着、胡须、特殊疤痕、语言及行为等，还要看清其逃跑方向，便于为公安机关侦破案件提供线索。

(3)伺机撤离不犹豫。俗话说，"三十六计走为上"，在遇到抢劫、抢夺时，应迅速权衡双方力量，感到无法抗衡时，可看准时机向有灯光或人员集中的地方快速奔跑，犯罪分子由于心虚，一般不会穷追不舍，如此可有效避免抢劫、抢夺案件的发生。

(4)大声呼救不胆怯。犯罪分子有其胆大妄为和凶悍的一面，更有其心虚的一面，只要把握时机，及时呼叫，一些抢劫案便可以得到有效的制止。

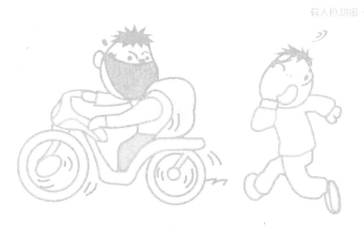

抢劫的应对

（5）立马报警不含糊。在案发现场和附近寻找电话，以最快的速度报警，以便为公安部门迅速布控并抓获作案分子争取时间和提供线索。

预防抢劫、抢夺要从思想上引起高度的重视，严格遵守学校制定的有关规定，并自觉落实到具体的行动中，不给犯罪分子可乘之机。

预防要点

（1）要遵守校纪校规。为确保学生的安全，高校都有相应的纪律规定，如不得擅自在外租房，按时就寝不得晚归等。要严格遵守学校的各项规章制度，不给犯罪分子可乘之机。

（2）出门结伴不单行。不要单独在偏远、阴暗的林间小路或小山路上行走，不到行人稀少、位置偏僻、阴暗的地方，避开无人之地。晚上尽量不要独自外出，要注意与同学结伴而行。尽量避免深夜滞留在外不归，尤其是正在谈恋爱的同学，不要在光线不好的僻静处行走和逗留，即使是光线好的地方，如四周无人，也不要逗留，以免发生危险。

（3）贵重物品不随身带。单独外出时不要携带贵重物品或过多的现金，不轻易外露或向人炫耀随身携带的贵重物品。现金是犯罪分子抢劫的最主要目标，大量携带现金被发现后易被抢劫，同学们务必引起高度警惕，一定要将多余现金及时存入银行，平时只带少量的零花钱。

［法律条文链接］

《中华人民共和国刑法》第二百六十三条：以暴力、胁迫或者其他方法抢劫公私财物的，处三年以上十年以下有期徒刑，并处罚金；有下列情形之一的，处十年以上有期徒刑、无期徒刑或者死刑，并处罚金或者没收财产：

（一）入户抢劫的；

（二）在公共交通工具上抢劫的；

（三）抢劫银行或者其他金融机构的；

（四）多次抢劫或者抢劫数额巨大的；

（五）抢劫致人重伤、死亡的；

（六）冒充军警人员抢劫的；

（七）持枪抢劫的；

（八）抢劫军用物资或者抢险、救灾、救济物资的。

《中华人民共和国刑法》第二百六十九条：犯盗窃、诈骗、抢夺罪，为窝藏赃物、抗拒抓捕或者毁灭罪证而当场使用暴力或者以暴力相威胁的，依照本法第二百六十三条的规定定罪处罚。

《中华人民共和国刑法》第二百八十九条：聚众"打砸抢"，致人伤残、死亡的，依照本法第二百三十四条、第二百三十二条的规定定罪处罚。毁坏或者抢走公私财物的，除判令退赔外，对首要分子，依照本法第二百六十三条的规定定罪处罚。

第十章 | 国家安全

国家安全是指国家政权、主权、统一和领土完整、人民福祉、经济社会可持续发展和国家其他重大利益相对处于没有危险和不受内外威胁的状态,以及保障持续安全状态的能力。《中华人民共和国国家安全法》从政治安全、国土安全、军事安全、经济安全、文化安全、社会安全、科技安全、信息安全、生态安全、资源安全、核安全等 11 个领域对国家安全任务进行了明确。为提升全社会的国家安全意识,《中华人民共和国国家安全法》将每年 4 月 15 日定为全民国家安全教育日。个人的生命安全和社会的稳定繁荣都离不开背后的国家和国家能力。对个人来说,国家安全就如同空气,受益而不觉,失之则窒息。

第一节 危害国家安全的行为

一、危害国家安全的五种行为

《中华人民共和国国家安全法》第四条规定,本法所称危害国家安全的行为,是指境外机构、组织、个人实施或者指使、资助他人实施的,或者境内组织、个人与境外机构、组织、个人相勾结实施的危害中华人民共和国国家安全的行为。

(1)阴谋颠覆政府,分裂国家,推翻社会主义制度的行为。

(2)参加境外各种间谍组织或者接受间谍组织或代理人的任务的行为。无论行为人是否接受了间谍组织的任务,是否进行了窃取、刺探、收买、非法提供情报或其他破坏活动,只要参加了间谍组织,即构成间谍犯罪。未参加间谍组织,却接受了间谍组织或其代理人的任务，不管其任务实现与否，即构成间谍犯罪。

（3）窃取、刺探、收买、非法提供国家秘密的行为。一般指在未参加间谍组织，也没接受其代理人任务的情况下，主动为间谍机构窃取、刺探、收买、提供情报。不管情报是否到了间谍手中，都不影响间谍犯罪的成立，都属于危害国家安全的行为。

（4）策动、勾引、收买国家工作人员叛变或者将防地设施、武器装备交付他国或敌方的行为。

（5）进行危害国家安全的其他破坏活动的行为，如：①组织、策划或者实施危害国家安全的恐怖活动的；②捏造、歪曲事实，发表、散布文字或者言论，或者制作、传播音像制品，危害国家安全的；③利用设立社会团体或者企业、事业组织，进行危害国家安全活动的；④利用宗教进行危害国家安全活动的；⑤制造民族纠纷，煽动民族分裂，危害国家安全的；⑥境外个人违反有关规定，不听劝阻，擅自会见境内有危害国家安全行为或者有危害国家安全行为重大嫌疑的人员的。

［延伸阅读］

国家秘密的范围和密级

（1）下列涉及国家安全和利益的事项，泄露后可能损害国家在政治、经济、国防、外交等领域的安全和利益的，应当确定为国家秘密：①国家事务重大决策中的秘密事项；②国防建设和武装力量活动中的秘密事项；③外交和外事活动中的秘密事项以及对外承担保密义务的秘密事项；④国民经济和社会发展中的秘密事项；⑤科学技术中的秘密事项；⑥维护国家安全活动和追查刑事犯罪中的秘密事项；⑦经国家保密行政管理部门确定的其他秘密事项。政党的秘密事项中符合前款规定的，属于国家秘密。

（2）国家秘密的等级。国家秘密分为绝密、机密、秘密三级。①绝密级国家秘密是最重要的国家秘密，泄露会使国家安全和利益遭受特别严重的损害。②机密级国家秘密是重要的国家秘密，泄露会使国家安全和利益遭受严重的损害。③秘密级国家秘密是一般的国家秘密，泄露会使国家安全和利益遭受损害。

（3）国家秘密的保密期限。国家秘密的保密期限，绝密级不超过30年，机密级不超过20年，秘密级不超过10年。国家秘密的保密期限已满的，自行解密。

（4）国家秘密标志的规定。机关、单位对承载国家秘密的纸介质、光介质、电磁介质等载体以及属于国家秘密的设备、产品，应当做出国家秘密标志。不属于国家秘密的，不应当做出国家秘密标志。

二、公民维护国家安全的义务和权利

(一) 义务

由法律规定的公民和组织的义务，是国家运用法的强制力保障实施的，是不能放弃而又必须履行的。《中华人民共和国国家安全法》对公民和组织维护国家安全做出了如下七个方面的义务规定，内容包括：①教育和防范、制止的义务。②提供便利条件和协助的义务。③及时报告的义务。④如实提供情况和协助的义务。⑤保守秘密的义务。⑥不得非法持有属于国家秘密的文件、资料和其他物品的义务。⑦不得非法持有、使用窃听器等专用间谍器材的义务。

(二) 权利

一切法律权利都受国家的保护，一旦受到侵害，享有者有权向有关部门申诉和请求保护，情节恶劣者，可要求追究其刑事责任。

《中华人民共和国国家安全法》规定，任何公民和组织对国家安全机关及其工作人员的超越职权、滥用职权和其他违法行为，都有权向上级国家安全机关或者有关部门检举、控告。对协助国家安全机关工作或者依法检举、控告的公民和组织，任何人不得压制和打击报复。权利是法律赋予的，只有依法行使，才能受到保护，如果故意捏造或者歪曲事实进行诬告陷害的，要依法惩处，构成犯罪的还会被追究刑事责任。

三、境外势力策反个别大学生窃取情报的手段

境外势力策反个别大学生窃取情报的手段多种多样，如利用网络聊天工具、校园论坛、招聘网站等渠道，打着招聘"调研员"和提供"兼职"等名义，以金钱或美色诱惑使涉世未深的大学生参与情报收集、分析和传递。

金钱诱惑与恐吓手段是境外组织策反高校大学生常用的手段。当前，不少大学生出于减轻家里经济负担或者锻炼自己能力的目的，经常在网上发布一些求职信息。境外组织一旦掌握此类信息，就会根据他们事先锁定重点目标的需求，许诺提供报酬丰厚、简单的工作、兼职等机会，通过利诱让一部分人上钩并一步步滑向出卖情报的深渊。一旦掉入陷阱的大学生有所觉察，准备收手，他们就会原

形毕露，利用手中掌握的把柄，以大学生今后的前途命运相威胁，迫使这些受害者继续服从他们的摆布。

打情感牌也是境外组织的常用策反手段，通过与高校学生建立朋友、恋人、学伴等关系打"感情牌"；利用学生远离家乡、交友心切的心理特点，通过"陪玩""送礼物""学术交流"等方式坐定"朋友"身份，进而拉拢策反；通过"色诱""发展恋情"等方式对高校学生进行策反，进而获取情报。

四、大学生被境外情报组织策反的形式

（1）间接传递情报。高校是我国科研活动的重要阵地，不少学校承担着国家重大科研项目的研究工作，一些学生在教师的指导下直接参与项目，有机会接触涉密内容，即使那些不直接参与的学生，也可以通过查阅资料、向教师同学学习请教等途径间接获得项目的一些情况。

（2）有意或无意间传递情报。大学生经常活跃在网络和社交平台，言谈之间很容易暴露自己的身份和学习生活情况，成为境外势力锁定的目标，加之年轻大学生缺少对网上复杂斗争形势的教育和认识，防范心理不强，有意或无意间就可能沦为境外组织利用的工具。

（3）被间谍分子直接利用，充当"情报员"。金钱诱惑与恐吓是境外组织策反高校学生常用的手段。

这些看似简单粗暴的手法之所以屡屡奏效，是因为他们抓住了一些大学生的心理和弱点。有的大学生受不良社会风气影响，把获取金钱作为人生目的，而不管金钱的来源是否合法，这些人一旦与境外势力勾连上，往往会成为主动卖密者。有的大学生急于表现和证明自己的人生价值，急功近利，不安于脚踏实地工作，幻想不劳而获的"成功"，轻信境外组织许诺提供的"成功捷径"，从而坠入彀中。有的大学生滥讲"江湖义气"，别人稍微给予好处，便将其奉为"知己"，被人利用而不自知。有的大学生心智不够成熟，轻信他人，甚至认敌为友，被境外势力利用后一旦受到威胁，心理防线就会崩溃，成为任人差遣的工具。另外，不少高校缺少国家安全和防间保密教育，其学生也缺乏相关知识和辨别能力，不知道其中的利害，往往直到身陷囹圄，才悔之晚矣。

应对要点

（1）要在大学生中普遍开展国家安全和防间保密教育，打牢防线基础。

（2）大学生自身要增强保密意识，提高防范间谍的能力。当代大学生应该充分认识到：网络不是一片净土，而是充满敌情和诱饵，盲目轻信是被人利用的开始；天下没有白吃的午餐，任何不劳而获或者超出个人付出价值的报酬，背后隐藏的往往是可怕的陷阱；成功的路上没有捷径可走，今天承诺要"助你成功"的推手，明天可能就是推你跌落深渊的魔掌；牢记，莫伸手，伸手必被捉，国家安全不容破坏，任何人都不要抱有一丝侥幸心理。

[法律条文链接]

《中华人民共和国国家安全法》

《中华人民共和国反间谍法》

《中华人民共和国恐怖主义法》

《中华人民共和国保密法》

第二节 危害国家安全事件的应对与预防

一、在国内遇到危害国家安全事件的应对与预防

应对要点

(1)及时报告危害国家安全活动的线索，及时检举、制止危害国家安全的行为。

(2)如实提供所知悉的涉及危害国家安全活动的证据。

(3)向国家安全机关、公安机关和有关军事机关提供必要的支持和协助。

(4)任何组织和个人发现危害国家安全的情况和线索，均可拨打国家安全举报电话12339。

(5)因支持、协助国家安全工作，本人或者其近亲属的人身安全面临危险的，可以向公安机关、国家安全机关请求保护。公安机关、国家安全机关应当会同有关部门依法采取保护措施。

(6)公民和组织因支持、协助国家安全工作导致财产损失的，按照国家有关规定给予补偿；造成人身伤害或者死亡的，按照国家有关规定给予抚恤优待。

预防要点

(1)为保护国家安全工作提供便利和协助。

(2)为保护国家安全积极建言献策。

(3)遵守宪法、法律法规关于国家安全的有关规定。

(4)监督国家安全工作的开展，为国家安全贡献力量。

(5)保守所知悉的国家秘密。

(6)机关单位的计算机内外网不能混用；不在内网专用电脑上使用无线网卡、无线鼠标、无线键盘等无线设备以及外单位的存储介质；及时更新杀毒软件，加强对病毒的防范，不把一些涉密信息随意发到互联网上。

（7）在微信朋友圈晒照片时，要注意照片的背景，不能在军事基地、军用港口等地未经允许进行拍摄。

（8）在网上表达爱国行为时，脑子要多一根弦，不能被不怀好意的人挑唆，不能在社交平台发布涉密的言论和照片。

[延伸阅读]

2015 年 7 月 1 日，第十二届全国人民代表大会常务委员会第十五次会议通过、中华人民共和国主席令第 29 号公布《中华人民共和国国家安全法》，自公布之日起施行。

二、在境外遭遇间谍纠缠的应对与预防

应对要点

（1）在境外工作、学习期间，如果受到境外间谍情报机关等人员的骚扰，要及时向我国驻所在国使领馆报告，或回国后通过单位、社区及时向国家安全机关、公安机关报告。若深陷泥潭难以自拔，应在归国后立即主动向国家安全机关反映情况，并如实交代自己的违法行为。

（2）不要贪恋过于轻松意外地获取的利益，对金钱以及物质少一些贪念，避免吞食诱饵，最后难以摆脱。在与境外人员进行文化、学术交流时，注意把握内外有别。绝不能为了泄私愤或蝇头小利泄露内部政策、规定等涉密信息。

（3）要努力熟悉有关国家安全的法律法规。应该弄清什么是合法，什么是违法，可以做什么，不能做什么。其中，特别应当熟悉以下法律、法规：宪法、国家安全法、保密法、刑法、刑事诉讼法、科学技术保密规定、出国留学人员守则等。对遇到的法律界限不清的问题，要肯学、勤问、慎行。

预防要点

(1)要始终树立国家利益高于一切的观念。国家安全涉及国家社会生活的方方面面，是国家、民族生存与发展的首要保障。科学技术是没有国界的，但知识分子不能没有自己的祖国。所以，把国家安全放在高于一切的地位，是国家利益的需要，也是个人安全的需要，也是世界各国的一致要求。

(2)境外间谍通常以丰厚的酬金为诱饵，吸引学生在不知不觉中为其搜集、窃取情报。大学生在高校接触的经济、技术、材料等领域的资料或者参与的课题、项目，对境外间谍机关来说可能有情报价值。

(3)在日常生活和工作中，对个人信息要注意保护，特殊人员一般不要脱离集体单独外出活动。同时，遵守所在国家法律，防止滋生祸端，避免给境外间谍情报机关人员留下可乘之机。对不明身份的人员也要多加防范，在涉外交往中要多一些警惕，坚持洁身自好，避免落入境外间谍情报机关布置的陷阱。

(4)要善于识别各种伪装。在对外交往中，既要热情友好，又要内外有别、不卑不亢；既要珍惜个人友谊，又要牢记国家利益；既可争取各种帮助、资助，又不能丧失国格、人格。识别伪装既难又易，关键就在淡泊名利，对发现的别有用心者，应该依法及时举报，进行斗争，绝不准其恣意妄行。要克服妄自菲薄等不正确思想，个别误入歧途的青年学生的教训已成前车之鉴，千万别重蹈覆辙。

(5)互联网已成为相关间谍活动的重要渠道，在境外使用这些通信工具时首先要斟酌一下自己发布的信息是否有涉密内容，特别是军事信息；不要出于好奇和虚荣心，把自己了解的军事设施的信息当作网上谈资；不要使用互联网的电子邮件收发涉密的信件；不要把涉及国家机密的内容保存在与互联网连接的计算机、移动硬盘、光盘等媒介中。

(6)要积极配合国家安全机关的工作。国家安全机关是国家安全工作的主管机关，是与公安机关同等性质的司法机关，负责间谍案件的侦查、拘留、预审和执行逮捕。当国家安全机关需要大家配合工作的时候，在工作人员表明身份和来意之后，每个同学都应当按照《国家安全法》赋予的七条义务的要求，认真履行职责，尽力提供便利条件或其他协助，如实提供情况和证据，做到不推、不拒，更不以暴力、威胁方法阻碍执行公务，还要切实保守好已经知晓的国家安全工作的秘密。

[延伸阅读]

泄露国家机密罪，分故意泄露国家秘密罪和过失泄露国家秘密罪。

根据《中华人民共和国刑法》（2011 年修正）第三百九十八条的规定，国家机关工作人员违反保守国家秘密法的规定，故意或者过失泄露国家秘密，情节严重的，处三年以下有期徒刑或者拘役；情节特别严重的，处三年以上七年以下有期徒刑。

非国家机关工作人员犯前款罪的，依照前款的规定酌情处罚。

《中华人民共和国保密法》第四十条规定，国家工作人员或者其他公民发现国家秘密已经泄露或者可能泄露时，应当立即采取补救措施并及时报告有关机关、单位。机关、单位接到报告后，应当立即做出处理，并及时向保密行政管理部门报告。

第三节　恐怖袭击的应对

一、常规武器空袭的应对

空袭一般可分为常规空袭与非常规空袭。非常规空袭主要指使用核武器、化学武器、生物武器等大规模杀伤和破坏武器的空袭,除此之外都属常规空袭。

防空袭警报信号分为预先警报、空袭警报、解除警报三种。

(1)预先警报:鸣36秒,停24秒,重复3次为一个周期,时间为3分钟。表明敌人即将空袭城市,要求做好防空袭准备。

(2)空袭警报:鸣6秒,停6秒,重复15次为一个周期,时间为3分钟。表明敌人空袭兵器已临近城市,空袭即将或已经开始,警告人们迅速隐蔽。

(3)解除警报:连续长鸣3分钟。表明该阶段空袭已结束,空袭警报解除。

应对要点

(1)听到预先警报后,应立即拉断电闸,关闭煤气,熄灭炉火,携带好个人防护器材和必需的生活用品,按定人、定位、定路线的要求,迅速有序地进入人防工程或指定隐蔽地域。公共场所的人员车辆,应听从有关部门人员的指挥,迅速到指定地点隐蔽。夜间应严格遵守灯火管制的规定。

(2)听到空袭警报时,应就近进入人防工程隐蔽。如情况紧急无法进入人防工程时,要利用地形地物就近掩蔽。处于室内的人员可到钢筋混凝土楼房的底层、走廊、底层楼梯下、跨度较小的卫生间、厨房等处藏身。以上条件不具备时,也可在靠墙角的桌下、床下卧倒,要避开门窗和易燃、易爆物品;处于公共场所的人员可就近进入地下室、地铁车站或钢筋混凝土建筑底层等处掩蔽,不要在高压线、油库等危险处停留;处于空旷地的人员,可就近选择低洼地、沟边、土堆旁、大树下疏散隐蔽,迅速卧倒。

(3)听到解除警报后还可能存在危险,要保持清醒,有组织地撤出危险区域,进入安全地带。

(4)在人防工程内遇到火灾时,应用衣服、手帕等捂住口鼻,低姿、快速有序地沿着地面或侧墙，按照安全疏散标志指示的方向疏散。

（5）若被火灾困在人防工程内，可通过不断敲击水管或打电话等方法呼救；在有采光窗井的地方，也可进入窗井并通过窗井向外界呼救。

二、核武器袭击与核泄漏事故的应对

核武器是利用核反应瞬间释放的巨大能量发挥杀伤破坏作用的。核武器具有杀伤破坏因素多、程度重、范围广、时间长等特点，一般可分为原子弹、氢弹和特殊性能核武器。核武器的爆炸方式主要有空中爆炸和地面爆炸两种。

核电站等核设施，由于技术、自然灾害等原因，造成放射性物质泄漏，致使人员受到超过规定限值照射的事件，称为核泄漏事故（简称核事故）。

应对要点

（1）利用人防工程防护。

（2）利用地形地物防护。见到核爆炸闪光未能进入人防工程或其他掩蔽场所的室外人员，应立即卧倒。

（3）利用地形地物，背向爆心卧倒。地物较小时，应重点防头部，并避开高层建筑及易燃、易爆物品。在开阔地的人员，应迅速背向爆心卧倒，双手交叉垫于胸下，脸部尽量贴于两臂之间，闭眼、闭口，腹部微收，屏住呼吸。室内人员见到核爆炸闪光后，应靠墙根、屋角或在床下、桌下卧倒或蹲下，并注意避开玻璃门窗或高大框架，以防玻璃碎后或重物倒下时造成间接伤害。

（4）不惊慌，不盲动，采取有组织的应急防护措施。禁止人员、车辆进入危险区，防止放射性物质在更大范围内扩散。

（5）将人员临时撤离到安全地区，来不及撤离的人员不要外出，要关闭门窗，堵塞通气孔，停止一切户外活动，视情形开窗通风。

（6）做好个人防护和去污，外出要戴口罩、风镜、帽子、纱巾等。扎好"三口"（领口、袖口、裤脚口），减少暴露部位，免受污染。及时对污染的部位用水和肥皂清洗，减少放射性物质对人体的照射伤害。

（7）服用碘片，防止放射性碘在人体甲状腺汇集。做好对食品和饮水的管理。

三、化学和生物武器袭击的应对

在战争中使用的以毒害作用杀伤人、畜或毁坏植物的化学物质称为毒剂，装有毒剂并能施放毒剂的各种武器称为化学武器。在战争中使用的使人、畜致病，农作物毁伤的微生物及其毒素，称为生物战剂。生物战剂及其施放器材总称生物武器，又称细菌武器。

应对要点

1. 化学武器袭击

(1)利用人防工程进行防护，有组织地迅速进入人防工程，减少活动，不得随意出入，以减少工程内的氧气消耗，防止带进毒剂。

(2)利用防护器材进行个人防护，迅速穿戴防毒面具，保护呼吸道和眼睛，视情形穿戴防毒衣、防毒手套，或利用浸碱口罩、风镜、雨衣、皮(棉)手套、塑料布、雨鞋等简易器材进行防护。

(3)通过染毒地域时，应在个人防护的基础上，携带必要的生活用品，选择上风处质地坚硬、干燥的道路，尽可能避开弹坑和有明显液滴的地面，快速通过。

2. 生物武器袭击

(1)有针对性地进行免疫接种，增强免疫力。注意收听政府疫情公告，不进入隔离的生物战剂污染和疫区，自觉就地隔离防护。

(2)经常清除角落积水，灭杀蚊蝇、蟑螂等昆虫和鼠类，并妥善处理好昆虫、动物尸体；讲究卫生，不随地吐痰，触摸公共物品后要洗手，不近距离接触毒菌或患者。

(3)防止毒菌通过呼吸道或皮肤、黏膜进入人体。对呼吸道的防护，最好采用防毒面具，其次是用装料防毒筒、高效防尘口罩和 5 层以上的毛巾口罩，再次是用防尘口罩和普通口罩，用手帕、帽子、衣服等掩住。对眼睛的防护可戴防毒眼镜；全身防护可穿普通衣服，但要将上衣扎在腰带内，系紧袖口、裤脚口、领口，用毛巾扎住颈部，戴好帽子，尽可能将身体露出部位遮住。保护暴露的皮肤，不让昆虫叮咬。

(4)消毒处理：对污染的房屋、器具要用特定的药品进行熏蒸，或用火烧、冲洗、通风、日晒、铲除掩埋等方法消毒。对服装可用煮沸或1%高锰酸钾溶液浸泡等方法灭菌。对受染人员的消毒，有条件时可进行沐浴或用肥皂清洗污染部位。

（5）通过各种途径了解染毒区的道路情况和染毒的严重程度，尽量利用交通工具选一条染毒轻、距离近、地面硬、不扬尘的路段通过。

[延伸阅读]

公安部反恐怖局2008年7月17日印发《公民防范恐怖袭击手册》，指导公民如何及时发现涉恐嫌疑迹象，在面对恐怖袭击时采取正确措施规避危险，掌握紧急情况下自救和互救的知识，以最大限度地降低危害。

此手册主要就发现、识别和应对恐怖活动和恐怖分子设计了39种情景，涉及恐怖袭击手段，遇到爆炸、纵火、枪击、劫持甚至化学、生物袭击和核辐射的应对策略，以及紧急情况下如何进行自救互救等方面。手册中的情景设计具有很强的针对性和操作性，若实施得当可以有效防范恐怖袭击。

附录一　配置应急包

面对重大自然灾害和意外伤害，生命是脆弱的，所以配备应急包是非常必要的。

(一)物品清单

1. 应急食品

(1)干粮：饼干、方便面与面包等(定期更换)。

(2)饮用水：桶装水、瓶装水(定期更换)。

(3)罐装食品(定期更换)。

2. 应急药品

(1)外用药：红药水、碘酒、烫伤药膏、眼药水、消炎粉、创可贴。冬天：防冻膏。

(2)内服药：退热片、保心丸、止痛片、云南白药、止泻药、抗生素。夏天：人丹、藿香正气水等。

(3)医用材料：三角巾、止血带、绷带、胶布、剪刀、乙醇(酒精)、棉球、体温计。

3. 应急器具

(1)安全帽、安全带、逃生绳、氧气袋等。

(2)锤子、钳子、螺丝刀、灭火器。

(3)应急照明灯、手电筒。

(4)手机、无线收音机。

(5)火柴、打火机、塑料布。

(二)保存与更新应急包

(1)将罐头食品置于干燥、阴凉处。

(2)将食品储藏在密封袋或罐内。

(3)留意保质期，注意更新。

(4)每6个月更新一次应急包中的食品和水。

(5)选择易搬运的塑料箱、背包或露营包作为应急包。

(三)根据所处环境配备应急包

(1)住宅区：物品齐全，可供全家用3~7天。

(2)工作地：主要准备食物和水以及手电筒。

(3)私家车：主要准备食物、水、医疗急救箱、手电筒等。

附录二   遇险求生技能

当遇到危险时，应保持积极乐观的心态，既沉着冷静，又快速反应，以尽快脱离险境。

(一)人类生存的基本条件

(1)人类生存的基本条件是空气、饮水、食品和基本生存空间。

(2)如果没有空气，人只能存活几分钟。

(3)如果没有水，人一般可以存活 7 天。

(4)如果没有食品，靠自身的营养储备，只要有空气、饮水，人可以存活 15 天左右。

(5)为了生存，人至少要有能让头和手脚自由活动的空间，否则也无法生存。

(二)在绝境中怎样寻求空气?

(1)人处于绝境，一旦清醒，要慢慢活动头和四肢，清理口鼻、面部的泥沙，以获得自由活动的空间和呼吸的条件。

(2)设法清除身边的泥土和障碍物，力求扩大自由活动和呼吸的空间。

(3)不要乱喊乱叫焦躁不安，要尽量减少氧气的消耗。

(4)当感觉憋气时，可寻找周围缝隙并贴近呼吸。有光的缝隙是较好的空气来源通道。

(三)怎样保护密闭房间的呼吸环境?

(1)当被毒气、烟火包围时，可以集中保护一个密闭房间，隔离毒气、烟火和高温。

(2)清除房内的有毒有害物品，加强房间的气密性、坚固性、耐热性和耐燃性。

(3)注意收集饮用水、食品。

(4)保持冷静，不点明火，减少室内氧气的消耗。

(5)向外发出求救信息。

(6)保持卫生，收集、封存带异味的物质。

(四)怎样撤离缺氧场所？

(1)先用水湿、尿湿的纺织物捂住口鼻，采取低姿或匍匐动作，认准方向，向出口处快速移动。

(2)也可憋足一口气，低着身子，向出口处奔跑，以逃离缺氧场所。

(五)怎样在缺水的环境中生存？

(1)正常情况下，体重60千克的健康人，每天约需2.5升水。在失去饮用水源时，要设法保护现有饮水不受污染，忍耐干渴，每次仅用水润湿口腔、咽喉，减少水的消耗。

(2)多吃以碳水化合物为主的蔬菜、瓜果及根叶类食品。

(3)如干渴难忍，还可用舌贴地、墙等办法吸潮解渴。

(4)尿液过滤饮用。在饮水困难时，尿液可以应急解渴。

(六)怎样从污水中制取饮用水？

(1)在战争、自然灾害或者遭受人为破坏，清洁水受到严重污染不能直接饮用时，可以将污水盛入桶中，再放一定量的消毒片、明矾等，经搅拌、过滤后饮用。

(2)可用砸碎的仙人掌、霸王鞭等植物作为清洁剂。注意过滤后的水要无怪味、无气泡、无颜色方可饮用。

(七)野外生存锦囊

(1)野外生存前应备好应急工具。如通信工具、手电筒、指北针、求生刀具、越野小型组合工具、手表、求生哨、帐篷、睡袋和防潮垫、生火工具、水壶、望远工具、照相机、背囊、绳索以及常用食品、药品等。

(2)利用自然特征判定方向。可利用标杆、北极星等辨别方向。在野外迷失方向时，切勿惊慌失措，要立即停下来，冷静地回忆走过的道路，想办法按照一切可能利用的标志重新判定方向。

(3)采捕食物，获取饮用水，保证充足的体力。野外生存时，获取食物的途径主要有两种：一种是采集野生植物，另一种是猎捕野生动物。获取饮用水的途径通常有两个：一是挖地下水，二是净化地面水。

（4）扎营。扎营前要准备好帐篷，有条件的可以准备睡袋。应在远离野兽的地方最好是在山顶扎营，不应在大峡谷和河边扎营。

附录三　大学生简易防卫术

当危及个人生命及贵重财产时，可以采用必要的自卫术。

(1)防身第一招：一手掌用力推击对方下颌，另一手用力砍压对方右肘部，并大声呼叫"救命！"。防患于未然。

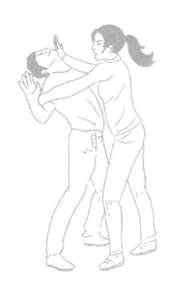

简易防卫术

(2)防身第二招：使全力抽对方一巴掌，打完马上逃跑。注意要向人群多的地方跑，千万不要慌不择路，往僻静的地方跑。

(3)防身第三招：狮子吼。

(4)防身第四招：手砍颈部。女孩力量小，所以使用这个动作要用尽全力。可以平手砍，也可以反手砍。手砍脖子的动作实际是用手掌的边缘切中颈椎，颈椎是人的神经中枢，在这个部位有大约7个椎管相连接，如果椎管的接缝处受到猛烈的切压，椎管就会产生强烈的震动，从而刺激中枢神经麻痹，导致整个人的肌体暂时失去知觉。

(5)防身第五招：手肘直撞。实战中，肘法具有出招快、力度凶悍，暴发性、欺骗性和实用性强的特点。手肘的最下方的一个尖尖的凸起部分就是我们用来发动攻击的部位。攻击时，应将手肘曲立，尽全力将肘尖横着撞向对方的头部和脸部。务必要快、急，一击必中。肘法用得好还是很有效的。(注意：肘击主要应用于近距离击打，所以要估算好距离)

(6)防身第六招：正蹬腿。正蹬腿是百腿之王，可用来攻击对方的心脏、小腹和裆部等薄弱部位。

(7)防身第七招：咬牙切齿。当咬住对方时，即使对方嚎叫，也不能松口。

(8)防身第八招：顶膝撞。泰拳中的膝撞，在实战中有很好的效果，杀伤力也很惊人。

(9)防身第九招：直拳击喉。此招可使对方暂时休克，当然前提是要打准。建议用右手直接出拳。

(10)防身第十招：铁头功。如果和对方面对面站着，可用前额攻击对方面部和胸部。一般而言，撞击面部效果较好(尤其面部鼻梁三角区)。还有一种情况是被对方从背后挟持，这时可以用脑袋狠狠地往后面一撞，再逃跑。

(11)防身第十一招：无影腿。一腿支撑，一腿提膝，同时膝关节由屈到伸，向正前方弹踢出腿，脚背绷直，全身用力集中到脚背，弹踢时要轻快有力。此举用来攻击对方脆弱部位，往往能事半功倍。

附录四 常用安全标志

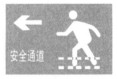 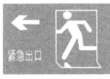 

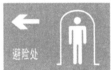 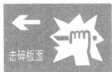

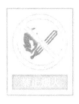

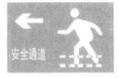 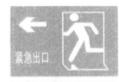 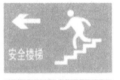

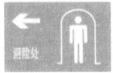 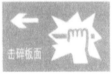

参考文献

[1] 曹然彬.网络安全中计算机信息管理技术的应用[J].电子技术与软件工程,2017(15).

[2] 常桦.紧急避险 100 问[M].北京:金盾出版社,2009.

[3] 陈锦治,王旭辉,杨敬,等.突发公共卫生事件预防与应急处理[M].南京:东南大学出版社,2005.

[4] 陈裕旭.突发公共卫生事件应急处理实用手册[M].长沙:湖南科学技术出版社,2005.

[5] 杜钢清,胡琦峰,徐泽民.大学生安全教育[M].武汉:华中科技大学出版社,2007.

[6] 范立华.大学生校园安全防范[M].上海:上海人民出版社,2017.

[7] 方逶,李春国,汤文国.大学生安全教育[M].长沙:国防科学技术大学出版社,2015.

[8] 冯忠良.学习心理学[J].北京:教育科学出版社,1981.

[9] 冯子健.传染病突发事件处置[M].北京:人民卫生出版社,2013.

[10] 龚晓会.浅谈大学生的心理健康及维护[J].河北工程大学学报(社会科学版),2005,22(2):100-101.

[11] 谷珊.筑牢网络安全"防火墙"[N].解放军报,2018-09-20(010).

[12] 郭海龙.计算机网络安全现状及防御技术[J].电子技术与软件工程,2018(18):204.

[13] 郝丽红.大学生心理问题产生因素及对策研究[J].教育探索,2006(4).

[14] 河南省红十字会.应急知识大学读本[M].郑州:河南科学技术出版社,2013.

[15] 贺湖.校园安全 警钟长鸣——突发事件应急管理经典案例解读与警示[M].长沙:湖南人民出版社,2014.

[16] 贺湖.中小学突发事件应急指要[M].长沙:湖南教育出版社,2008.

[17] 胡昌平,查梦娟,桑运鑫.网络知识社区中用户安全全面保障研究[J].图书馆学研究,2018(18):7-11+98.

[18] 胡佩诚.名家通识讲座书系:性健康十五讲[M].北京:北京大学出版社,2009:80.

[19]湖南省人民政府防治艾滋病工作委员会办公室.谈艾说性[M].长沙：湖南科学技术出版社，2016.

[20]湖南省应急管理办公室.公众应急手册[M].长沙：湖南科学技术出版社，2006.

[21]黄杰.学校应对突发食物中毒事件的思考[J].卫生职业教育，2015(5).

[22]黄同望，田军川.动物性食物中毒20年资料分析与预防要点介绍[J].肉品卫生，2001(11)：8-9.

[23]季建华，吴昊.大学生安全教育实训教程[M].北京：北京理工大学出版社，2014.

[24]姜平，姜丽华.传染科临床护理[M].北京：中国协和医科大学出版社，2016.

[25]寇丽平.群体性挤踏事件原因分析与预防研究[J].中国人民公安大学学报(社会科学版)，2005，21(4)：16-22.

[26]李俊生，多俊岗.大学生安全教育[M].重庆：重庆大学出版社，2016.

[27]李庆勇.计算机网络安全及防火墙技术[J].电子技术与软件工程，2018(18)：198.

[28]林国建.动、植物性食物中毒诊断标准探讨[J].中国食品卫生杂志，2011，23(2)：157-160.

[29]刘敏.高校传染病防控措施实施过程中的问题与对策[J].湖北科技学院学报(医学版)，2010，24(1)：73-74.

[30]刘益岑，陈兴凯，卢昱，等.一种软件定义网络的安全服务路径优化构建机制[J].西安电子科技大学学报，2019，46(1)：158-165.

[31]马海虹，邵鑫，李晓娟，等.浅谈食物中毒的救治及防范对策[C]//全国灾害医学学术会议.2007.

[32]马妮娜.高校传染病突发公共卫生事件预防控制分析[J].中外女性健康研究，2016(16)：58-59.

[33]马莹.大学生心理卫生与咨询[M].北京：人民卫生出版社，2008.

[34]孟静雅.大学生性心理困扰与健康维护[J].教育探索，2006(9)：83-84.

[35]牛侨.突发公共卫生事件的防护[M].北京：中国协和医科大学出版社，2005.

[36]彭飞.心理学[J].北京：人民教育出版社，1982.

[37]戚舟燕.食物中毒的类型及防止措施[J].中国食物与营养，2006(10)：13-14.

[38]阮书云，甘春霞.高职大学生不良行为的成因与对策分析[J].当代文化与教育研究，2009(2).

[39]赛迪顾问.中国网络信息安全发展白皮书(2018)[N].中国计算机报，2018-09-24(008).

[40]史仲芳.心理与健康[J].成都：成都科技大学出版社，1987.

[41]宋传茂，丁霞.大学生心理健康测量与导向[M].广州：暨南大学出版社，2005.

[42]苏彦平,江南,王鹏,等.2015年北京市某高校大学新生突发事件认知和应急能力现状及其影响因素[J].职业与健康,2017(22).

[43]孙劼.浅谈高校传染病的防控策略[J].九江职业技术学院学报,2012(1):90-91.

[44]田彩芬.浅析当代大学生心理问题及心理健康的实现[J].改革与开放,2011(16):173-174.

[45]童开妙.大学生应急救护读本[M].北京:科学技术文献出版社,2012.

[46]王大伟.论教师犯罪人[J].中国人民公安大学学报(社会科学版),2003,19(6):81-86.

[47]王明旭,刘家全,毛瑛.突发公共卫生事件应急管理[M].北京:军事医学科学出版社,2004.

[48]王威,呼东燕,高巍,等.大学生安全教育[M].北京:清华大学出版社,2017.

[49]王希永.关于构建大学生心理互助机制的思考[J].思想教育研究,2006(6):28-31.

[50]徐茂春.网络安全分析中的大数据技术[J].电子技术与软件工程,2018(18):200.

[51]薛成斌,甘勇.大学生安全教育读本[M].上海:同济大学出版社,2011.

[52]杨荔琼,黄陵.网络安全协议在计算机通信技术中的应用[J].电子技术与软件工程,2018(18):194.

[53]于冰,裴甲军.大数据时代下的网络安全与隐私保护[J].电子技术与软件工程,2018(18):195.

[54]俞国良.心理健康[M].北京:高等教育出版社,2013.

[55]张春柏.浅谈计算机网络系统的加密技术[J].中国战略新兴产业,2017(16):122.

[56]中国红十字总会.灾害救援预防手册[M].北京:社会科学文献出版社,2010.

[57]仲崇庆.当代大学生心理问题现状及对策研究[J].黑河学刊,2012(12):161-162.

[58]朱春鹰.大学生常见心理问题探析[J].黑龙江教育:高教研究与评估,2006(Z1):69-70.

后 记

　　《守护生命的宝典——大学生应急救护指要》一书经过两年的编写，终于成册付梓了。

　　本书由贺湖负责框架设计、统稿与修改，李婷、凌云志、赵健军修改与审稿，全体编写人员合作完成。第一章由何莉负责编写；第二章由陈明华负责编写；第三章由戴伦华负责编写；第四章由谭婧负责编写；第五章由尹平宝与杨曼萍负责编写；第六章由刘治国负责编写；第七章由李婷负责编写；第八章由凌云志负责编写；第九章由吴姿负责编写；第十章由杨曼萍与尹平宝负责编写。参与研究的还有刘芳艳、王彦、赵健军、邱玉函、孙道、杨大军、周前晔、曾素莲等。

　　在编写本书的过程中，编者吸收借鉴并引用了不少专家、学者的研究成果，均以参考文献的形式列出，部分文献由于时间关系尚未查明出处与原作者，在此一并表示深深的谢意与歉意。由于编者水平有限，书中难免有疏漏，恳请读者指正，以期完善。

　　此书的面世，衷心感谢中共湖南省委宣传部、湖南省社科联领导的高度关注与指导，衷心感谢湖南省教育厅、中南大学、湖南大学、湖南师范大学、中南大学湘雅医院、邵阳学院、株洲市和邵阳市国家安全局、邵阳市社科联、邵阳市人民政府应急办、邵阳市中心医院、邵阳市建设银行、邵阳市疾控中心、邵阳市公安局、邵阳市消防支队、邵阳市交警支队等专家的指导与论证，衷心感谢中南大学出版社领导与专家付出的辛勤劳动，衷心感谢湖南师范大学副校长、博士生导师、长江学者、芙蓉学者蒋新苗教授在百忙之中欣然作序，这将激励我们不忘初心，砥砺前行！

贺　湖

2019 年 2 月 5 日凌晨 5 时 5 分

于浏阳河畔双河社区嘉宝书斋

图书在版编目（CIP）数据

守护生命的宝典：大学生应急救护指要／贺湖，李婷，凌云志编著. —长沙：中南大学出版社，2019.8

2018 年湖南省社会科学普及读物

ISBN 978 - 7 - 5487 - 3695 - 0

Ⅰ. ①守… Ⅱ. ①贺… ②李… ③凌… Ⅲ. ①急救一普及读物 Ⅳ. ①R459.7 - 49

中国版本图书馆 CIP 数据核字（2019）第 166193 号

守护生命的宝典
——大学生应急救护指要

贺湖　李婷　凌云志　编著

□责任编辑	彭辉丽
□责任印制	易红卫
□出版发行	中南大学出版社
	社址：长沙市麓山南路　　　　邮编：410083
	发行科电话：0731 - 88876770　　传真：0731 - 88710482
□印　　装	长沙市宏发印刷有限公司

□开　　本	710 mm×1000 mm 1/16　□印张 15.5　□字数 277 千字
□版　　次	2019 年 8 月第 1 版　□2019 年 8 月第 1 次印刷
□书　　号	ISBN 978 - 7 - 5487 - 3695 - 0
□定　　价	198.00 元